肺動脈形成術
PTPA/BPA
Percutaneous Transluminal Pulmonary Angioplasty　　Balloon Pulmonary Angioplasty
実践ガイド

監修 佐藤　徹
杏林大学医学部内科学（Ⅱ）教授

吉野秀朗
杏林大学医学部内科学（Ⅱ）教授

編集 片岡雅晴
慶應義塾大学医学部循環器内科 講師

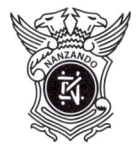

南山堂

監　修

佐藤　徹
杏林大学医学部内科学（Ⅱ）教授

吉野秀朗
杏林大学医学部内科学（Ⅱ）教授

編　集

片岡雅晴　慶應義塾大学医学部循環器内科　講師
（前 杏林大学医学部内科学（Ⅱ）助教）

執　筆　（執筆順）

佐藤　徹	杏林大学医学部内科学（Ⅱ）教授
伊波　巧	杏林大学医学部内科学（Ⅱ）助教
片岡雅晴	慶應義塾大学医学部循環器内科　講師 （前 杏林大学医学部内科学（Ⅱ）助教）
重田洋平	杏林大学医学部内科学（Ⅱ）
志村亘彦	杏林大学医学部内科学（Ⅱ）
石黒晴久	杏林大学医学部内科学（Ⅱ）助教
田口浩樹	杏林大学医学部内科学（Ⅱ）助教
栁澤亮爾	杏林大学医学部内科学（Ⅱ）
合田あゆみ	杏林大学医学部内科学（Ⅱ）助教
末岡順介	杏林大学医学部内科学（Ⅱ）
百瀬裕一	杏林大学医学部内科学（Ⅱ）
仁科善雄	杏林大学医学部内科学（Ⅱ）
苅安俊哉	杏林大学医学部放射線医学　助教
坂田好美	杏林大学医学部内科学（Ⅱ）准教授

刊行によせて

　慢性血栓塞栓性肺高血圧症 chronic thromboembolic pulmonary hypertension（CTEPH）は，これまであまり注目されてこなかった疾患である．しかし，労作時呼吸困難を主訴とする患者を精査すると少なからず存在することを経験する．特発性肺動脈性肺高血圧症 idiopathic pulmonary artery hypertension（IPAH）と異なり，CTEPH は肺動脈に形成された血栓塞栓をまるごと摘出する肺動脈内膜摘除術 pulmonary endoarterectomy（PEA）によってほぼ治癒できることがこれまで示されてきた．PEA は，全身麻酔の手術であり熟練した手術チームによってのみ可能な高度な治療法である．しかし，PEA の適応外であったり PEA 後にも肺高血圧が残存したりする CTEPH 症例に対してカテーテルを用いた治療法〔経皮的肺動脈形成術 percutaneous transluminal pulmonary angioplasty（PTPA）ないしバルーン肺動脈形成術 balloon pulmonary angioplasty（BPA）〕が試みられ，短期および比較的長期の良好な予後が示されるに至り，PTPA は一躍注目されるようになった．

　杏林大学循環器内科の佐藤 徹教授の率いる肺高血圧治療チームは，このバルーンカテーテルを用いた肺動脈拡張術を用いて多くの症例の治療を重ね，その経験を論文発表してきた．日本には，他にいくつかの経験豊富なチームが存在するが，杏林大学チームの最も優れた点は，いかに安全に治療を行うか，合併症をいかに減らすかに心を砕き，それを客観的評価法へと集約し，操作手技をより簡便化してきたことである．ここでいう簡便化は操作を簡単にするという意味ではなく，操作手技をわかりやすくし，理屈にあった無駄のないものにするという意味である．こうすることによって手技の安全性が高まり，治療成績が向上する．また，手技を行う医療従事者の安全性をも考慮することで，医療者は患者の治療に集中することができる．治療法を現場で改良しつつ，情報を関係者皆で共有する．そのような地道な努力が未知の疾患の病態解明と多くの患者のための治療成績の向上につながる．

　ここに，CTEPH に対するカテーテル治療法の practical guide を上梓することとなった．これを機会に PTPA を理解していただくのみならず，CTEPH という疾患をより深く理解し，いまだ不明な病態の解明とその治療戦略の構築にぜひ参加していただければ望外の喜びである．

2015 年 6 月

杏林大学医学部内科学（Ⅱ）　教授

吉野秀朗

序

　慢性血栓塞栓性肺高血圧症 chronic thromboembolic pulmonary hypertensions（CTEPH）は，難病指定疾患であるが近年の認定患者数は急激に増加傾向にある．これはCTEPHに対するカテーテルインターベンション治療である経皮的肺動脈形成術 percutaneous transluminal pulmonary angioplasty（PTPA）〔またはバルーン肺動脈形成術 balloon pulmonary angioplasty（BPA）ともいう〕が世界に先駆けて日本国内数施設で実施されるようになり，CTEPHという疾患自体に対する認知度が拡大したことも影響していると考えられる．本書は，日本が先導し開発してきた本治療法を少しでも多くの施設で広く認知してもらい，より多くの患者の治療へ貢献することを期待して，本治療法の立ち上げと発展に尽力した杏林大学医学部内科学（Ⅱ）の医局員とともに企画，執筆したものである．

　2000年代後半より著者らの施設を含めた日本国内数施設にてPTPAが開始され，本治療法に関する経験とエビデンスが世界に先駆けて日本から発信されてきた．2015年5月現在で国内約2,000名のCTEPH認定患者のうち，国内施設から発表された論文報告などから推定されるだけでも，少なくとも約500名前後のCTEPH患者がすでにPTPAを施行済みである．日本が世界をリードして開発・発展してきたカテーテル治療として非常に価値の高い治療法である．

　PTPAは，冠動脈インターベンション法などすでに世界的に確立されつつある手技と比較して，まだまだ発展途上の治療法であるが，本治療法に対する認知度が急速に拡大している現状もあり，各施設において安全で確実な治療効果を得られるよう，ある程度の共通認識が必要と考える．そのため，われわれ著者らもいまだ多くの検討課題を抱え全力で取り組んでいる現状であるが，現時点における臨床上有用な知見を本書にまとめた．なるべく多施設からフィードバックと率直なご指導を頂ければ光栄である．

　本書の編集に際しては，カテーテル操作法など実践的手技のポイントをわかりやすく，かつ文献的なエビデンスレベルの重要内容も網羅できるよう努めた．本書が，難病疾患であるCTEPHの患者診療へ僅かながらも貢献できれば幸いである．

2015年6月

慶應義塾大学医学部循環器内科　講師
（前 杏林大学医学部内科学（Ⅱ）助教）

片岡雅晴

本書をお読みいただく際に

- 肺動脈形成術は，PTPA（経皮的肺動脈形成術）という呼称のみではなく，BPA（バルーン肺動脈形成術）という呼称を用いる場合もある．基本的にこの2種類は同義の治療法を指す．本書では2種類の呼称を使用して読者への混乱を招くことを避けるため，PTPAで統一して記載しているが，BPAと同義であることを念頭に置いていただきたい．

- 本書の内容は，杏林大学医学部付属病院で培ってきたデータや経験を基に，同大学医学部内科学（Ⅱ）の医局員が分担執筆した．国内他施設や海外施設からの文献報告内容をなるべく多く含めるよう努めたが，基本的には単施設の著者らによる経験に基づく記載であることをご理解いただきたい．本書内容をあくまでも参考として，それぞれ施設ごとに本治療法を適宜発展させていただければ幸甚である．

- 本書内の記載内容は，CTEPHに対してであり，肺動脈へのカテーテルインターベンション治療のすべてに応用されるものではない．すなわち，急性肺血栓塞栓症・末梢肺動脈狭窄症・肺動脈炎といった肺動脈の他疾患に対しては，本書内容そのままが適応にはならないことにご注意いただきたい．

- 本治療法は，CTEPHであるという適切な診断後に，特定疾患申請など手続きを経てから，適切なタイミングで施行されるべきであることにもご注意いただきたい．

（片岡雅晴）

CONTENTS

第1章 CTEPHの歴史と診断

1 慢性血栓塞栓性肺高血圧症 CTEPH の診断と治療 ——（佐藤　徹）2

1. CTEPH の病態と診断 ································· 2
   - a. 病　態 ······································· 2
   - b. 疫　学 ······································· 2
   - c. 自然歴・予後 ······························· 3
   - d. 診　断 ······································· 3

2 CTEPH の治療と経皮的肺動脈形成術 PTPA の歴史
——————————————————（佐藤　徹）11

1. 肺動脈内膜摘除術 PEA ··························· 11
2. 薬物治療 ·· 11
3. PTPA の歴史 ······································ 13

3 CTEPH の右心カテーテル検査と肺動脈造影検査
——肺動脈区域枝ナンバリングを含めて—— ——————（伊波　巧）14

1. CTEPH の診断と右心カテーテル検査や肺動脈造影検査の位置づけ ··········· 14
2. 右心カテーテル検査の流れ ························· 15
3. 肺動脈造影検査 ····································· 17
4. 肺動脈造影検査の具体的な方法 ··················· 17
5. 肺動脈の解剖学的構造 ····························· 19

4 CTEPH の鑑別疾患 ———————————（伊波　巧，片岡雅晴）22

1. 肺動脈以外の肺組織が要因となり，肺動脈の障害を合併する疾患 ············· 22
2. 肺動脈以外の肺組織が要因ではなく，肺動脈が障害される CTEPH 以外の疾患 ····· 24
3. 腫瘍性疾患 ·· 26
4. その他の疾患 ······································· 27

第2章 PTPA の実践 —手順・コツとトラブル対処—

1 PTPA による治療介入時期と適応をどう考えるか ——（伊波　巧）30

1. 治療介入時期 ······································· 30
2. PTPA の適応 ······································ 31

2 術前準備 —管理方法やクリニカルパスの実際— ——————（重田洋平）34

1. 入院時にチェックすべき項目 ……………………………………………… 34
   - a. 入院時検査 ……………………………………………………………… 34
   - b. 既往歴，内服歴の聴取 ………………………………………………… 34
   - c. 入院後処置 ……………………………………………………………… 35
2. 入院後の抗凝固療法の施行について ……………………………………… 35
3. 術後早期管理について ……………………………………………………… 36
   - a. 術後の管理病棟 ………………………………………………………… 36
   - b. 帰室後にチェックすべきこと ………………………………………… 36
4. クリニカルパスについて …………………………………………………… 36

3 PTPA 中の手技手順 ———————————————————— 38

1. 穿刺アプローチからシース挿入 ……………………………（志村亘彦）38
1. アプローチ部位の選択 ……………………………………………………… 38
   - a. 大腿静脈アプローチ …………………………………………………… 39
   - b. 内頸静脈アプローチ …………………………………………………… 39
2. 穿　刺 ………………………………………………………………………… 39
3. PTPA 用シースの選択 ……………………………………………………… 39

2. ガイディングカテーテルとガイドワイヤーの選択と操作 ……（志村亘彦，石黒晴久）43
1. ガイディングカテーテルの種類 …………………………………………… 43
2. ガイディングカテーテルの選択および操作 ……………………………… 43
   - a. 左右肺動脈の選択 ……………………………………………………… 43
   - b. 肺動脈区域枝の選択 …………………………………………………… 44
3. ガイドワイヤーの選択と操作 ……………………………………………… 49

3. 治療病変の選択法
  —造影所見による病変形態分類を含めて— …………………（伊波　巧）51
1. 閉塞病変部の造影所見 ……………………………………………………… 51
2. 各セッション時の肺高血圧症の重症度 …………………………………… 54
3. 肺血流シンチグラフィでの血流欠損区域 ………………………………… 54

4. 肺動脈造影所見：肺血管造影分類 pulmonary flow grade (PFG) ……（片岡雅晴）56

5. 各病変の拡張エンドポイント
  —pressure wire やアンギオをガイドとした実際— ……………（片岡雅晴）59
1. プレッシャーワイヤーを用いた PTPA 手技の流れ ……………………… 59

6. バルーンの選択とバルーン拡張 ……………………………（田口浩樹）64
1. PTPA におけるバルーン拡張 ……………………………………………… 64

  2.　使用されるバルーンのサイズ ……………………………………………………… 65
  3.　バルーンの拡張時間 ………………………………………………………………… 66

7. 肺水腫予測点数化指標 PEPSI を用いたセッションエンドポイント （片岡雅晴）67
  1.　肺水腫の重症度分類の定義 ………………………………………………………… 67

8. 血管合併症に対するトラブルシューティング （伊波　巧）73
  1.　肺動脈損傷（PAI）の分類 ………………………………………………………… 74
    a.　肺動脈穿孔 ……………………………………………………………………… 74
    b.　high perfusion injury ………………………………………………………… 75
    c.　バルーン過拡張後の oozing rapture ………………………………………… 76
    d.　肺動脈破裂 ……………………………………………………………………… 76
    e.　肺動脈解離 ……………………………………………………………………… 78
  2.　肺動脈損傷（PAI）に対する処置法 ……………………………………………… 79
    a.　具体的な止血法の手順 ………………………………………………………… 79

4　術後管理 ―肺水腫への対応を含めて― （栁澤亮爾）81
  1.　PTPA 後の病棟管理：一般病棟管理か ICU 管理か …………………………… 81
  2.　PTPA 周術期の内服薬やカテコラミンの使用 …………………………………… 81
  3.　再灌流性肺水腫の予防 ……………………………………………………………… 82
  4.　再灌流性肺水腫の出現時期 ………………………………………………………… 83
  5.　PTPA 術後の酸素化不良時の対応方法 …………………………………………… 83

5　PTPA セッションの施行回数と施行期間の判断 （栁澤亮爾）85
  1.　PTPA の施行回数 …………………………………………………………………… 85
    a.　PTPA セッション数を規定する要因 ………………………………………… 85
  2.　PTPA の施行期間 …………………………………………………………………… 86
    a.　PTPA 施術前後の流れ ………………………………………………………… 86

6　カテーテル挿入下心肺運動負荷試験による
　治療適応と治療効果の検討 （合田あゆみ）89
  1.　運動負荷を行う意義 ………………………………………………………………… 89
  2.　運動中の肺動脈圧の正常値 ………………………………………………………… 89
  3.　カテーテル挿入下心肺運動負荷試験（CPX）の実際 ………………………… 90
    a.　対　象 …………………………………………………………………………… 90
    b.　測定項目 ………………………………………………………………………… 91
    c.　方　法 …………………………………………………………………………… 91
    d.　負荷試験中 ……………………………………………………………………… 92
    e.　中止基準 ………………………………………………………………………… 93
  4.　結果の解釈 …………………………………………………………………………… 93

第3章　PTPAにおける画像モダリティ

1 ローテーショナル肺動脈造影と3D構築画像の有用性 ――――（栁澤亮爾）96
1. PTPAにおける3D構築画像の役割 ……………………………………… 96
2. Cアーム装置による回転撮影 ―ローテーショナル肺動脈造影の有用性― ……… 97
   - a. 3D肺動脈イメージの有用性 ……………………………………… 98
   - b. PTPAに活かす肺動脈造影のコツ ………………………………… 98

2 血管内超音波（IVUS）と光干渉断層映像（OCT） ――（石黒晴久）101
1. IVUSとOCTの特徴 …………………………………………………… 101
2. PTPAにおけるイメージング使用法 ……………………………………… 102
   - a. IVUS ……………………………………………………………… 102
   - b. OCT ……………………………………………………………… 103

第4章　ケーススタディで学ぶPTPA

1 中枢性CTEPHに対するPTPA ―――――――――（石黒晴久）108
1. 症例提示 ………………………………………………………………… 108
2. PTPAの手技実際 ……………………………………………………… 109

2 多臓器障害と右心不全を合併した重症CTEPHに対するPTPA ―――（末岡順介，志村亘彦，伊波　巧）113
1. 症例提示 ………………………………………………………………… 113
2. PTPAの手技実際 ……………………………………………………… 113

第5章　PTPAにおけるエビデンス

1 PTPA後の短期効果と長期効果
　―国内外のエビデンスをまとめて― ――――――――――（片岡雅晴）118

2 薬物治療 vs. 外科治療（PEA）vs. PTPA
　―治療効果や予後― ――――――――――（百瀬裕一，伊波　巧）123
1. 各治療法についての概説 ………………………………………………… 123
   - a. 薬物治療 ………………………………………………………… 123

	b. PEA	123
	c. PTPA	124
2.	自施設データに基づく検証	124
	a. インターベンション群と薬物療法群の比較	124
	b. PTPA 群と PEA 群の比較	124

3 高齢者におけるPTPAの効果と安全性 　（栁澤亮爾）128

1. 高齢者における侵襲的治療 … 128
2. 高齢者における PTPA の効果 … 128
3. 高齢者における PTPA の安全性 … 131

4 外科治療（PEA）後の残存性・再発性の肺高血圧に対するPTPAの有用性 　（志村亘彦）134

1. 術後残存性・再発性肺高血圧に対する PTPA によるアプローチ … 134

5 PTPA治療前後の右室機能の変化 —心臓MRI—
　（仁科善雄，苅安俊哉，石黒晴久）138

1. 心臓 MRI の特徴 … 138
2. 撮影方法・条件 … 139
3. 解析方法と現時点でのエビデンス … 139
4. PTPA における心臓 MRI の今後 … 141

6 PTPA治療前後の右室機能の変化 —心エコー—
　（坂田好美）142

1. CTEPH における右心機能障害 … 142
2. 心エコーによる右心機能評価 … 142
   - a. 右室面積変化率（% RVFAC） … 142
   - b. TAPSE … 143
   - c. 3次元右室駆出率（3D-RVEF） … 143
   - d. 2D speckle tracking imaging 法による右室 strain および strain rate … 143
3. PTPA による CTEPH の右心機能改善 … 144

日本語索引 … 148
外国語索引 … 152

第 1 章

CTEPH の歴史と診断

慢性血栓塞栓性肺高血圧症 CTEPH の診断と治療

1 CTEPH の病態と診断

a 病態

慢性血栓塞栓性肺高血圧症 chronic thromboembolic pulmonary hypertension（CTEPH）は，肺動脈に存在する血栓が器質化して肺動脈に狭窄・閉塞を起こし，その結果として肺高血圧症が慢性的に持続している疾患と定義される．「慢性的に持続している」期間は，以前は6ヵ月とされていたが，最近は3ヵ月とされることが多い[1]．

急性肺血栓塞栓症から進行してくることは少なく，急性肺血栓塞栓症を前向きに観察した検討でもその頻度は5％以下であった[2]．経皮的肺動脈形成術 percutaneous transluminal pulmonary angioplasty（PTPA）施行のため多くの症例を紹介頂いた著者らの経験でも，急性肺血栓塞栓症による血栓が残存して肺高血圧症を示していると考えられる症例（慢性の病変がびまん性に近い多発性であるのに対して，急性では基本的に限局性で多発している）の比率はせいぜい5％ぐらいと感じている．急性肺血栓塞栓症との鑑別のためには，抗凝固薬を3ヵ月間投与した後も，CTか肺血流シンチグラフィで血流減少が明らかであればCTEPHと診断できる．

b 疫学

CTEPHは1999年に厚労省の難病に指定され，ほぼ正確な有病数がわかっている（図1）．

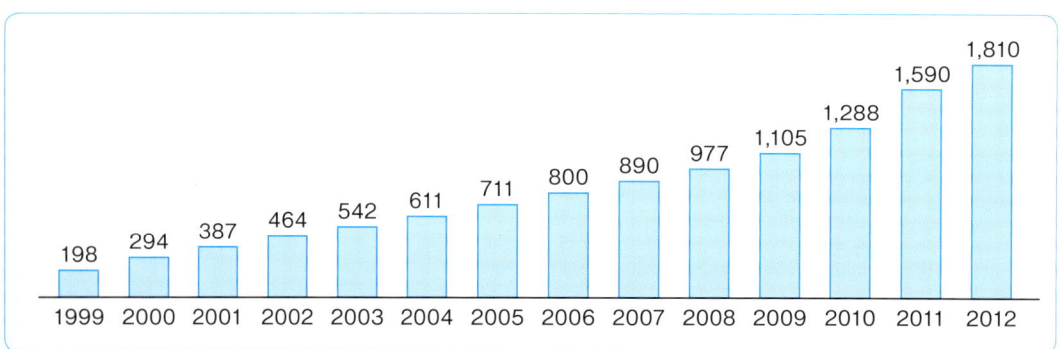

図1　日本における CTEPH 患者数

CTEPHは，わが国では特定疾患給付対象疾患（難病）に指定されており，臨床調査個人票の集計から，2012年度で1,810人と集計されている．1999年以降，CTEPH患者は年々増加傾向にあり，今後も増加が予測される．
（公益財団法人　難病医学研究財団/難病情報センターのウェブページより）

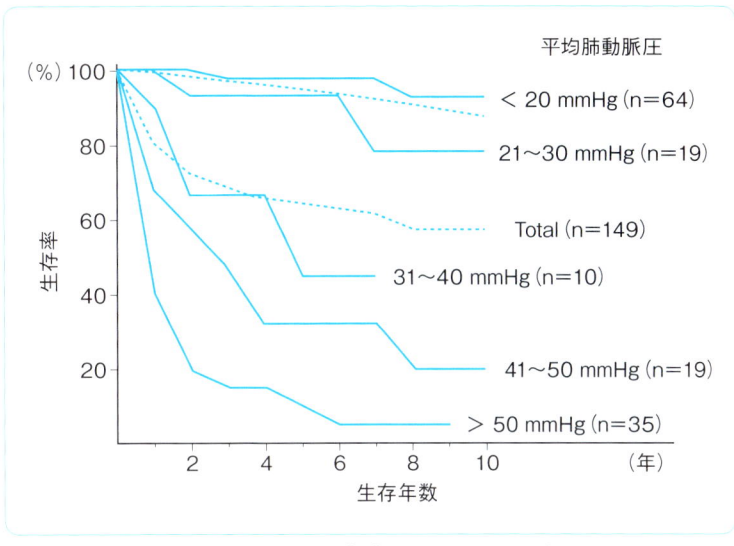

図2 1982年当時のCTEPHの予後
当時は，抗凝固療法とともにループ利尿薬が使われはじめた時代で，在宅酸素療法はなく強心薬も不十分であった．平均肺動脈圧 30 mmHg 以上の症例の5年生存率は 50% 未満であった．

(Riedl M, et al.：Chest, 81：151-158, 1982 より)

日本の有病数は 100 万人に約 15〜20 人でありまれな疾患といってよいが，平均年齢は 50〜60 歳代にあり，生産年齢の患者が多いことや，適切な治療で改善が得られることから，しっかりとした診断・治療が必要である．

c 自然歴・予後

1982 年にハンガリーから報告された予後の報告[3]が，有用な治療がなかった時代の CTEPH の自然歴を示している．この報告は一部，急性肺血栓塞栓症も混在している可能性もありそうだが，平均肺動脈圧 mPA が 30 mmHg を超えると 5 年生存率が 50% 以下とされ（図2），対症療法のレベルが現在よりも低かった時代の自然歴といえる．日本からも，有効な治療法がない時代の予後に関する報告が 1998 年になされている（図3）[4]．この頃は在宅酸素療法，強心薬，利尿薬などの対症療法が現在のレベルとなっており，総肺血管抵抗 total pulmonary resistance（TPR）が 10 Wood 単位を超えると 5 年生存率が 50% 前後，TPR が 5 Wood 単位を超えると 10 年生存率が 50% 前後となるとの報告で，現在使用できる対症療法のみを使用して治療した場合の自然歴を示している．

d 診 断

基本的な診断と治療の流れは，症状・診察所見・胸部 X 線（CXR）・心電図・血液検査から CTEPH を疑い，心エコー・肺血流シンチグラフィで暫定的診断をして，右心カテーテル・肺動脈造影（PAG）で確定診断を行い，これらで重症度を判定して治療手段を決定する．

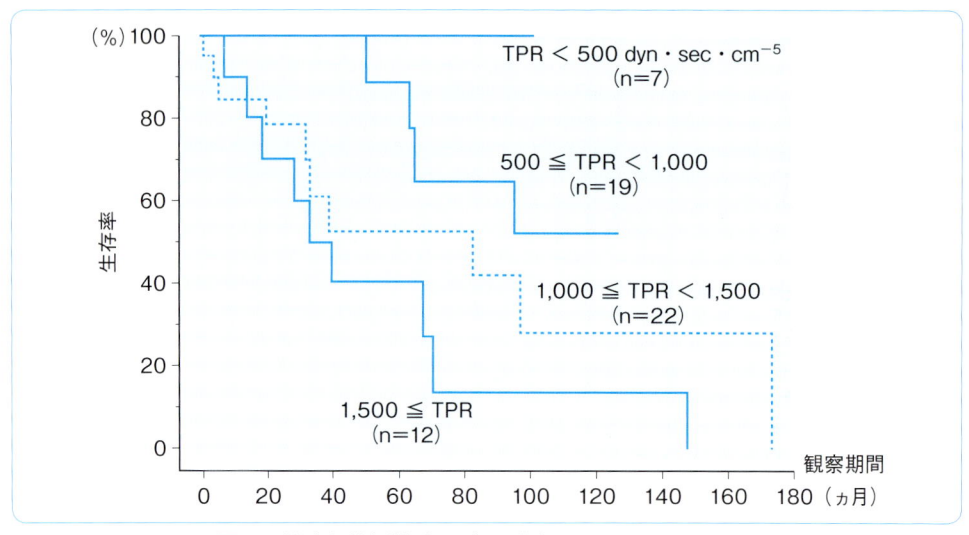

図3　総肺血管抵抗（TPR）で分類したCTEPHの予後
TPRが5 Wood単位以上（500 dyn・sec・cm⁻⁵以上にほぼ相当）の10年生存率は約50％，TPRが10 Wood単位以上（1,000 dyn・sec・cm⁻⁵以上にほぼ相当）の5年生存率は約50％であった．肺動脈性肺高血圧症で使用される新しい血管拡張薬以外の内科的治療を行った時の予後が示された．
（中西宣文ら：日胸疾会誌，589-595, 1997より）

1）症　状

病態で述べたように急性肺塞栓症からの進展が少ないことから，進行して肺高血圧症を生じると，肺高血圧症で認められる症状が出現する（**表1**）[5]．したがって他の肺高血圧症を生じる疾患と症状のうえでの区別は難しいといえる．代表的な症状は労作時の息切れで，急性肺塞栓症から進展する場合や急性肺血栓塞栓症が加わった場合（これらの頻度は高くない）以外では，徐々に息切れが進行してくる．進行がゆっくりであるため，肺動脈性肺高血圧症の10％ぐらいで出現する失神が認められることは少ない．喀血の頻度は肺動脈性肺高血圧症より高いが，これはCTEPHでは肺梗塞を合併することがあり，肺梗塞による喀血と考えられる．右心不全を合併すると，上腹部膨満感，下腿などのむくみ，以前より少ない食事量で生じる満腹感などが加わる．

2）診　察

肺高血圧症で認められる診察所見がCTEPHでも同様に認められる．頸静脈の怒張，頸静脈のa波の亢進，多量の三尖弁閉鎖不全を合併したときの頸静脈のv波の亢進，右室拍動，第2肋間胸骨左縁で触知される肺動脈拍動，S2p音亢進，右室拡大に伴う三尖弁閉鎖不全雑音，重症肺高血圧症で認められる右心性S4音，肺動脈拡大に伴う肺動脈弁逆流雑音を認めるほか，心不全を合併すると右心性S3音を聴取する．これらの所見の多くは右室負荷により生じるが，肺動脈拍動とS2p音亢進は直接的な肺高血圧症による所見である．これらの所見から肺高血圧症の存在が示唆されたとき，CTEPHであることを鑑別する重要な診察所見は，肺野で聞かれるBruit（血管雑音）である．肺動脈の重症狭窄によって起こり，CTEPHの鑑別のために必ずチェックすべきポイントとなる．著者らの経験では約20％で認められる．

表1　CTEPHの症状

	UPET (1973)	吉良 (1988) n=32	国枝 (1988) n=39	Stein (1991) n=260	長谷川 (1993) n=224	Manganelli (1995) n=97
息切れ	81 (%)	88	74	79	76	75
喘鳴				12	14	
咳嗽	54	47	31	40	16	33
痰		38				
血痰	34	34	21	10		13
胸痛・胸膜痛	72	66	36	58	48	28
動悸		75		13		31
失神・意識レベル低下	14		31		19	11
冷汗	26		15		8	41
胸内苦悶			23			4
不安感		59	10			
下肢疼痛				13		

（中西宣文：肺血栓塞栓症の臨床, 36-41, 医学書院, 1999より）

ここがポイント　CTEPH患者を見逃さないためのコツ

　CTEPHの診断においては，労作時の息切れを主訴に来院した患者に対して，心エコーなどで肺高血圧症の存在を診断し，さらに鑑別を行って確定診断に至る流れになる．したがって見逃さないための第一のコツは，労作時の息切れの鑑別として肺高血圧症を必ず意識しておくことである．

　次に肺高血圧症をきたす疾患の鑑別において，CTEPHはあらゆる年齢層で発症するが，肺動脈性肺高血圧症で最も頻度の高い特発性肺動脈性肺高血圧症は，30～50歳で発症することが多く，60歳以上で発症した肺高血圧症の基礎疾患としては左心疾患（特に拡張障害によるものが見逃されやすい），肺疾患，膠原病，門脈性とともにCTEPHを考慮することになる．また，あらゆる年齢層で発症するため，肺高血圧症の診断がなされたら，肺血流シンチグラフィを必ず施行してCTEPHを鑑別する必要がある．

　肺高血圧症の鑑別において，労作時に著明な低酸素血症を示すときには，Eisenmenger症候群，肺静脈閉塞症 pulmonary venoocclusive disease (PVOD)とともにCTEPHが考えられるのでこれらを優先的に鑑別する．

　肺血流シンチグラフィでCTEPHの可能性があることが明らかとなった後，確定診断には肺動脈造影が必要となる．肺動脈造影は慣れないと施行方法，読影が難しく，CTEPHの診断に至らないことをしばしば経験するので，CTEPHの可能性があるときには専門施設に依頼するか，あるいは専門施設で最低限のトレーニングを受けた医師が診断を下すようにする．

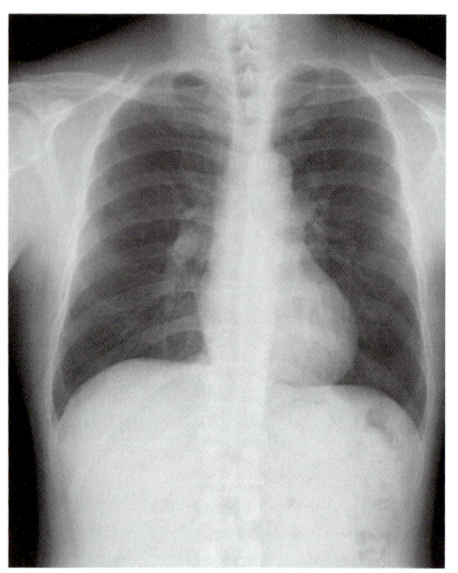

図4 CTEPHの胸部X線（透過性亢進）
57歳男性．mPA 30 mmHg，左中下肺野の血管陰影が右と比較すると少なく，透過性が亢進している．肺動脈造影では左下葉枝がA10以外は閉塞していた．

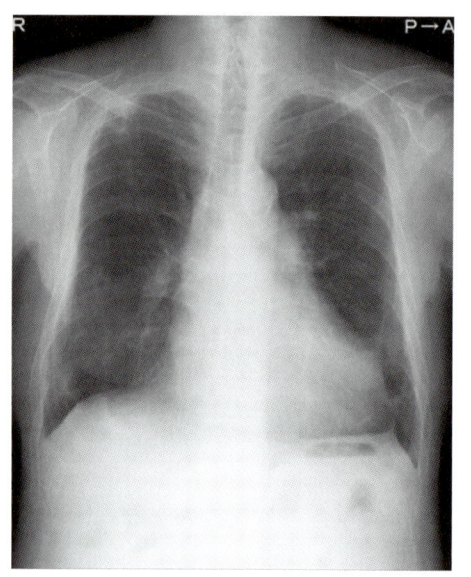

図5 CTEPHの胸部X線（胸膜病変）
44歳女性．mPA 43 mmHg，両側の胸膜に病変を認める．左2弓も突出している．

3）胸部X線 （図4, 5）

　CTEPHの時に認められる胸部X線所見は左2弓突出（主肺動脈拡大），右肺動脈中間動脈（上葉分岐後の主幹部）拡大，心拡大（右室拡大により，心尖部の横隔膜との交点は左下がりとなる），右2弓拡大（右房拡大），透過性亢進・血管陰影減少（Westermark sign），胸膜肥厚・陳旧性胸膜炎，無気肺などである[6, 7]．肺動脈性肺高血圧症との鑑別には，透過性亢進・血管陰影減少（Westermark sign）があること，胸膜肥厚があって右肺動脈中間動脈径が20 mm以上あることが診断に有用である[7]．

4）心電図 （図6, 7）

　CTEPHに特徴的な心電図所見はなく，肺高血圧症を生じて右心負荷をきたすと右室負荷，さらに右房負荷を呈し，心電図異常を示す．肺動脈圧の程度に応じて所見は異なるが，軽症例では心電図変化は乏しく心電図の感度は低いといえる．軽度から中等症では図6の症例のように，右側胸部誘導を中心として（右側のほうが左側より強い）T波の陰転を認める．また，昔から有名な$S_I Q_{III} T_{III}$（I誘導でのはっきりしたS波，III誘導でのQ波の出現とT波陰転）を認めることがある．肺高血圧症が中等から重症となると，図7の症例のように心電図上の右室肥大（右軸偏位，V_1の高いR波あるいは$R_{V1}>S_{V1}$，V_5の深いS波あるいは$S_{V5}>R_{V5}$）を示すようになる．右室肥大に対応する肺高血圧症の血行動態変化は，以前に行った検討ではPVR（pulmonary vascular resistance）10 Wood単位以上であった．また，胸部誘導のT波の陰転が左側胸部誘導のどこまで及ぶかも，肺動脈圧と関連していた．

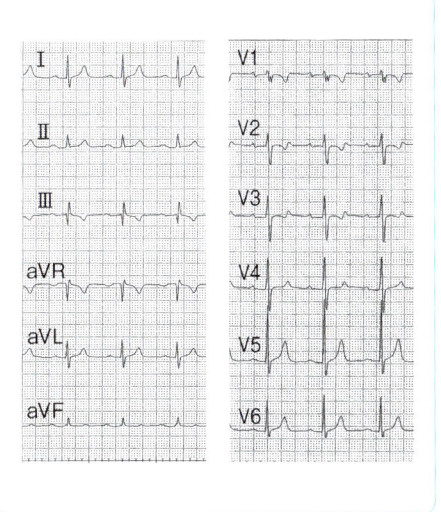

図6 CTEPH（中等度肺高血圧）の心電図所見

55歳女性．V1-4のT波が陰転し，$S_I Q_{III} T_{III}$パターン（I誘導にS波，III誘導にQ波，III誘導にT波の陰転）．この所見は，中等度肺高血圧症を示す慢性血栓塞栓症でみられる．

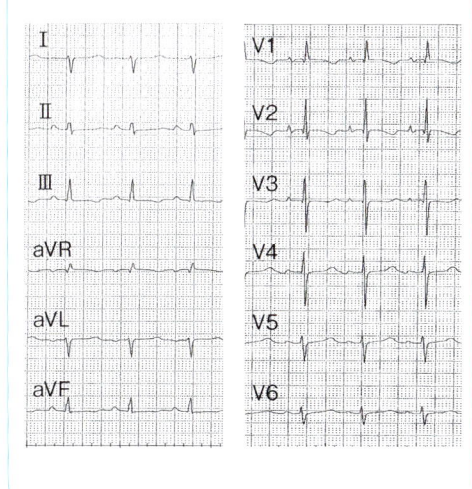

図7 CTEPH（高度肺高血圧）の心電図所見

I誘導のR<Sより右軸偏位，V1のR波増高，V6のS波増高が認められ，右室肥大と診断される．また，II，III，aVFのP波が増高しており右房負荷も認められる．右房負荷は右心不全をきたした場合にみられることが多い．

表2 肺塞栓症の誘因

1．手術 　1）整形外科 　　　股関節，膝関節，脊髄 　2）腹部外科（特に悪性腫瘍） 　3）肺外科 　4）心臓外科 　　　ACバイパス 　5）骨盤腔内 　　　泌尿器科，婦人科 　6）脳外科 2．悪性腫瘍 3．内科疾患 　1）脳梗塞 　2）心不全 　3）心筋梗塞	4）炎症性腸疾患 　5）糖尿病 　6）ネフローゼ症候群 　7）高脂血症 　8）自己免疫疾患 4．妊　娠 5．カテーテル留置 　1）輸液用静脈カテーテル 　2）ペースメーカー 6．外傷（主に上下肢の骨折） 7．エコノミークラス症候群 8．脱　水 9．経口避妊薬 10．喫　煙

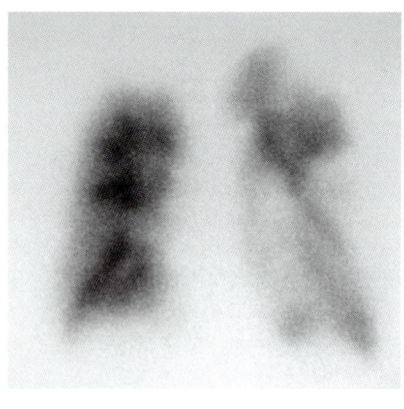

図8 CTEPHの肺血流シンチグラフィ
症例は56歳女性．肺辺縁を底辺とする三角形の血流欠損が多発している．

5）血液検査

　肺高血圧症と診断されて，その原因疾患の鑑別のためにはD-dimerの上昇が有用なことがあるが，CTEPHでは正常のこともあり，感度，特異度ともに高いとはいえない．また，CTEPHと診断されたならば，血栓を生じやすい疾患（表2）の存在を診断する必要がある．ワルファリン投与下で疑陽性となる疾患もあり，ワルファリン投与下で異常があった場合にはヘパリンに置換して再度チェックする必要がある．肺高血圧症により右室負荷（右室拡張末期圧上昇や右室駆出率の低下）が増大するとBNPが上昇する．高齢者では左室負荷により上昇することもあるので注意を要する．

6）心エコー　第3章2項（p.101）参照．

7）肺血流シンチグラフィ　（図8）

　肺血栓塞栓症では血流途絶領域がdefectとなるが，急性肺血栓塞栓症では罹患血管数が決して多くなく診断の感度，特異度とも高くはない．それに対しCTEPHでは罹患血管数が多く，診断の感度，特異度ともに高い．CTEPH以外の肺高血圧症でも血流が不均一になったり，進行した肺動脈性肺高血圧症では肺間質に異常を生ずることから，defectのようにみえることがある．読影のコツは造影された肺辺縁を追っていって，途切れている部分があり，その部分で肺辺縁を底辺とする楔形のdefectが認められれば，血栓塞栓の所見と考えられる．ただし，葉動脈，左右主幹部の狭窄・閉塞ではそれらの領域全体がdefectとなり，全体の造影輝度が低下するため，楔形のdefectとは異なる像となる．

8）CT

　"acute on chronic"と呼ばれる「CTEPHに急性の血栓塞栓を合併」した場合や急性肺血栓塞栓症で血栓が残圧した場合以外ではCTで血栓塞栓像はない．したがってCTで血栓塞栓がないからCTEPHが否定されるとはいえない．それよりは，肺疾患がないにもかかわらず，区域枝などの領域に一致した造影輝度の低下の所見がみられる．このような「肺領域による肺血流の違い」をより明らかとする手段として，現在dual-energy CT画像やsubtraction CT画像が開発され，今後診断および重症度判定に重要性を増してくるであろう．また，病変肺動脈の内腔の形態診断にCTが有用である[8]．

9）右心カテーテル検査・肺動脈造影　第2章3項．4（p.56）参照．

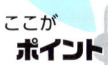

- 急性肺血栓塞栓症からの移行は少なく，また抗凝固薬を3ヵ月投与しても肺血流シンチグラフィで血流欠損があると，CTEPHの可能性が高い．
- 現在，日本での有病率は15〜20人/100万人である．
- 予後はmPAP 30 mmHg以上で5年生存率50％とされるが，これは現在のような一般治療がなかった時代のものである．現在のレベルの治療で肺血管拡張薬を使用しないと，総肺血管抵抗が10 Wood単位を超えると，5年生存率50％である．
- 比較的早期より"労作時息切れ"を認めるが，胸部X線，心電図所見などは診断の感度が低い．
- 今後，dual-energy CT, subtraction CTが早期診断，軽症例の診断に有用となるであろう．

（佐藤　徹）

参考文献

1) Galiè N, et al.：Guidelines for the diagnosis and treatment of pulmonary hypertension：The Task Force for the Diagnosis and Treatment of Pulmonary Hypertension of the European Society of Cardiology (ESC) and the European Respiratory Society (ERS), endorsed by the International Society of Heart and Lung Transplantation (ISHLT). Eur Heart J. 30：2493-2537, 2009.
2) Guérin L, et al.：Prevalence of chronic thromboembolic pulmonary hypertension after acute pulmonary embolism. Prevalence of CTEPH after pulmonary embolism. Thromb Haemost. 112：598-605, 2014.
3) Riedel M, et al.：Longterm follow-up of patients with pulmonary thromboembolism. Chest. 81：151-158, 1982.
4) 中西宣文ら：慢性肺血栓塞栓症例の肺血行動態と長期予後に関する検討．日胸疾会誌．35：589-595, 1997.
5) 中西宣文：E肺血栓塞栓症の臨床症状・臨床所見．I基礎編 肺血栓塞栓症の臨床．36-41, 医学書院, 1999.
6) 佐藤　徹：2胸部X線写真．F肺血栓塞栓症の臨床検査．I基礎編 肺血栓塞栓症の臨床．48-63, 医学書院．1999.
7) Satoh T, et al.：Descriptive patterns of severe chronic pulmonary hypertension by chest radiography. Respir Med. 99：329-336, 2005.
8) Sugiyama M, et al.：Organized thrombus in pulmonary arteries in patients with chronic thromboembolic pulmonary hypertension；imaging with cone beam computed tomography. Jpn J Radiol. 32：375-82, 2014.

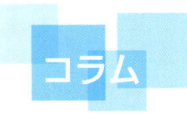 ## CTEPHの疫学的特徴から考える病態メカニズムや遺伝子学的背景

　CTEPHの日本人患者レジストリーと国際レジストリー（主に欧米人患者）を比較した結果が報告されている[1]．日本と海外におけるCTEPHの明らかな違いは，男女の性差である．日本人患者は男性が28.1%，すなわち日本人患者の70%以上は女性であるのに対して，海外では男女比は1：1である．患者年齢層は，国内・海外でもともに60代半ばが多い．また，CTEPH患者のうちで急性肺血栓塞栓症の既往を有する割合は，日本人では40%弱であるのに対して，海外では75%近くの患者に既往を有する．さらに，プロテインCやプロテインSなどの凝固系異常に合併したCTEPHの患者は，日本人では10%程度しか存在していないが，海外では30%が凝固系異常を有することも特徴的である．このように，CTEPHは日本人患者と海外の患者（特に欧米人患者）では，その疫学的背景が大きく異なり，病態発症メカニズムや遺伝学的背景の相違が影響していると予想される．

　また，以下の図は，2009〜2014年に著者らの施設でCTEPHの診断にて，外来通院または入院加療を行った患者130名の年齢分布を示したものである．患者年齢のピークは60〜70歳代に存在し，女性の比率が高いことがわかる．その一方，重要なこととして，若年になるほど男女の年齢比は少しずつ均等に近づいていくこと，さらに，10〜20歳代でもCTEPH患者が存在し，それら若年患者では男性に多いことがわかる．これらから，日本人患者の中でも，男性と女性により，その病態発症メカニズムや遺伝子学的背景に相違があることが示唆される．

（片岡雅晴）

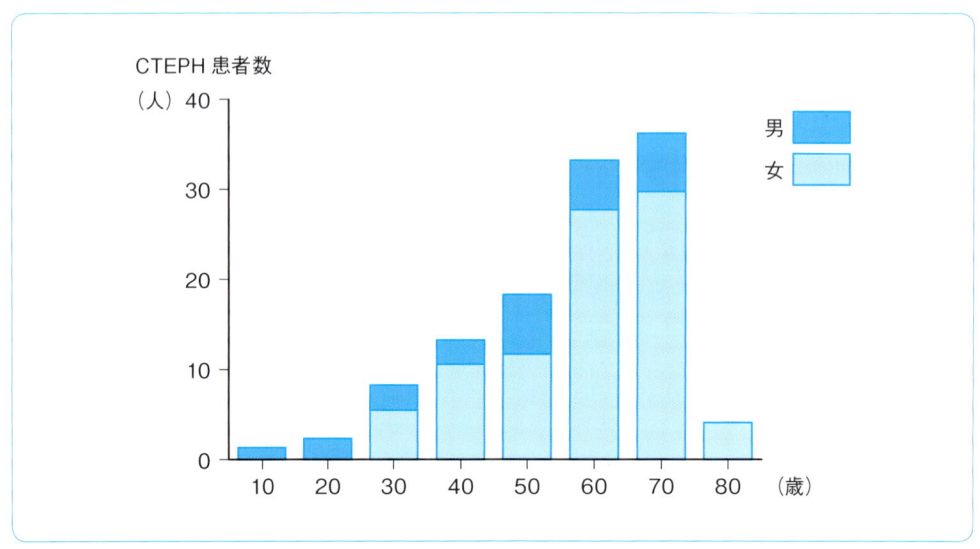

図　著者らの施設のCTEPH患者年齢分布

参考文献
1) Tanabe N, et al.：Recent progress in the diagnosis and management of chronic thromboembolic pulmonary hypertension. Respir Investig. 51：134-146, 2013.

2 CTEPHの治療と経皮的肺動脈形成術PTPAの歴史

1 肺動脈内膜摘除術 PEA（図1）

　CTEPHに対して初めて予後を改善できる治療として発展したのは，肺動脈内膜摘除術 pulmonary endarterectomy（PEA）であった．1970年代頃よりUniversity of California San Diegoの心臓外科医Dr Jamiesonが開発し，当初は手術死亡率も高かったようだが，徐々に改良され1980年代に確立された．日本には1994年頃国立循環器病センター（当時）に導入され，経験を蓄積して確立された治療となった．器質化した血栓塞栓により肥厚した肺動脈内膜をくり抜く難易度の高い手術で，限られた施設でのみ施行が可能である．図2にPEAによる予後の改善と，PEAの発展によっても残された問題点を示す（表1）[1,2]．

2 薬物治療

　CTEPHにより肺高血圧症が進行すると二次的に肺動脈の細動脈の硬化が起こることが以前より示されていた[3]．つまり肺動脈性肺高血圧症の合併ともいえ，これに対しては肺動脈性肺高血圧症に対して使用される血管拡張薬が有効である可能性がある．血管拡張薬の数種が試されたが，プラセボと比較して有意に臨床的効果が認められる血管拡張薬はなかった．最近になって一酸化窒素（NO）がグアニル酸シクラーゼ guanylate cyclase（GC）

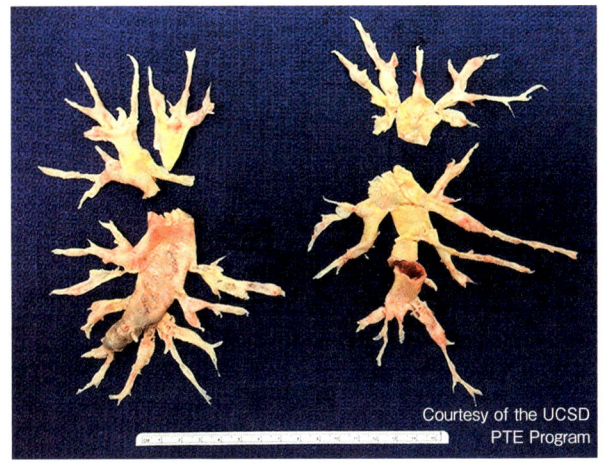

図1　CTEPHに対するPEA（摘除標本）
〔Dr. Nick H. Kim（カリフォルニア大学サンディエゴ校）のご厚意により画像提供〕

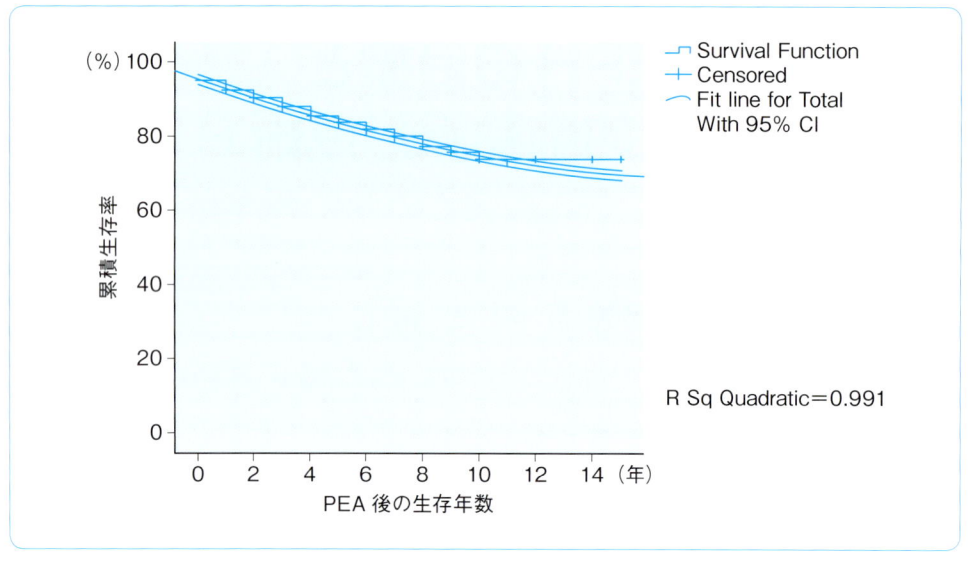

図2　PEAの予後
UCSD（カリフォルニア大学サンディエゴ校）で施行された2,700例以上の手術症例の予後は，5年生存率82%，10年生存率75%と内科的治療をはるかに上回った．

(Madani MM, et al.：Ann Thorac Surg, 97-103, 2012 より)

表1　PEAの問題点
1．周術期死亡：3%（1.3〜24%）
2．残存肺高血圧：11〜35%
3．再灌流性肺水腫：5.5〜19.3%
4．手術不能例：20〜40% （末梢病変，合併症）
文献2）の要点を表にしたもの

表2　PTPAの歴史
・1984年：先天性心疾患に伴う肺動脈狭窄に対するPTPA（小児科） 　（Am J Cardiol 1984）
・1988年：CTEPHに対するPTPA 　⇒著明な血行動態の改善（一例）（Chest 1988）
・2001年：18例のCTEPHに対するPTPA at Brigham and Women's Hospital 　（Circulation 2001）
・その他 PubMed 上で数十例の報告
・日本：倉敷中央病院，和泉市立病院，岡山医療センターなどより報告
・2008年：慶應義塾大学病院で開始→杏林大学病院へ

を刺激し，cyclic guanosinemonophosphate（cGMP）を増やして血管拡張する系において，直接グアニル酸シクラーゼを増加させるリオシグアトが，CTEPH患者の6分間歩行距離（6MWD）などの臨床指標を有意に改善させることが報告された[4]．また，他の血管拡張薬を併用することによって予後が改善することも報告されている[5]．どの程度の肺高血圧症をきたすと肺動脈細動脈の二次的変化（remodeling）を起こして血管拡張薬が有効となるかについては，著者らの検討では平均肺動脈圧が35 mmHg以上であった．

3 PTPAの歴史 （表2）

　20世紀後半より先天性肺動脈狭窄症に対して，カテーテルによる侵襲的治療が行われるようになった．これが肺動脈に対するカテーテル治療の始まりと思われる．その後，血栓塞栓症による狭窄・閉塞病変に対して施行されるようになり，2001年には初めての多数例の報告となった．CTEPH 18例に対する肺動脈形成術がハーバード大学で行われた[6]．施行したのは小児科医であった．その結果は，効果はあるが合併症が高い（機械呼吸が3例で必要．1例は死亡）というもので，その後の継続は断念された．しかし，日本では虚血性心疾患に対してもバイパス手術よりカテーテル治療が盛んであるという傾向があり，循環器系の学会発表でCTEPHに対するカテーテル治療が報告されていた．2000年頃から，予後が不良と考えられる重症のCTEPH患者をPEAの適応とするようになったが，表1に示したような問題点があり，われわれはその解決策としてカテーテル治療が必要であろうと考えていた．2008年に，学会報告をされていた和泉市立病院循環器内科の河瀬吉雄先生と倉敷中央病院循環器内科の光藤和明先生からPTPAの経験に関してお話をうかがった．それをもとに同年，重症CTEPH患者のカテーテル治療を慶應義塾大学循環器内科で開始した．そして2009年4月に著者が杏林大学に移籍し，こちらでPTPAを続行した．

　謝辞：河瀬吉雄先生と光藤和明先生にこの場を借りて御礼申し上げます．

ここがポイント
- PEAはCTEPHの予後を改善させる治療として確立している．5年生存率は82%．
- 予後を改善できる単独の薬剤はない．リオシグアトにより6MWDは有意に改善した．

（佐藤　徹）

参考文献

1) Madani MM, et al.：Pulmonary endarterectomy：recent changes in a single institution's experience of more than 2,700 patients. Ann Thorac Surg. 94：97-103, 2012.
2) Rahnavardi M, et al.：Pulmonary thromboendarterectomy for chronic thromboembolic pulmonary hypertension：a systematic review. Ann Thorac Cardiovasc Surg. 17：435-445, 2011.
3) Galiè N, et al.：Pulmonary microvascular disease in chronic thromboembolic pulmonary hypertension. Proc Am Thorac Soc. 3：571-576, 2006.
4) Ghofrani HA, et al.：Riociguat for the treatment of chronic thromboembolic pulmonary hypertension. NEJM. 369：319-329, 2013.
5) Nishimura R, et al.：Improved survival in dedically treated chronic thromboembolic pulmonary hypertension. Circ J. 77：2110-2117, 2013.
6) Feinstein JA, et al.：Balloon pulmonary angioplasty for treatment of chronic thromboembolic pulmonary hypertension. Circulation. 103：10-13, 2001.

3 CTEPHの右心カテーテル検査と肺動脈造影検査
―肺動脈区域枝ナンバリングを含めて―

1 CTEPHの診断と右心カテーテル検査や肺動脈造影検査の位置づけ

図1にCTEPHと診断する場合のフローチャートを図示する．肺高血圧症を疑わせる症状・徴候・既往歴がある場合には，各種非侵襲的検査を施行する．特に心エコーでの推定右室収縮期圧や心室中隔圧排の有無は，肺高血圧の存在を示唆する重要な所見である．肺疾患に伴う慢性的な低酸素状態や膠原病など，肺高血圧の原因と推定される基礎疾患が存在しない場合には，CTEPHの可能性を含めた原因不明の肺高血圧の存在を疑う．CTEPHの診断には肺換気血流シンチグラフィがきわめて有用である．換気には異常がないものの，血流で異常があるという換気血流ミスマッチを認める場合にはCTEPHを示唆する有力な所見である．また，肺換気血流シンチグラフィにてミスマッチを認めない場合には，CTEPHは除外可能である．

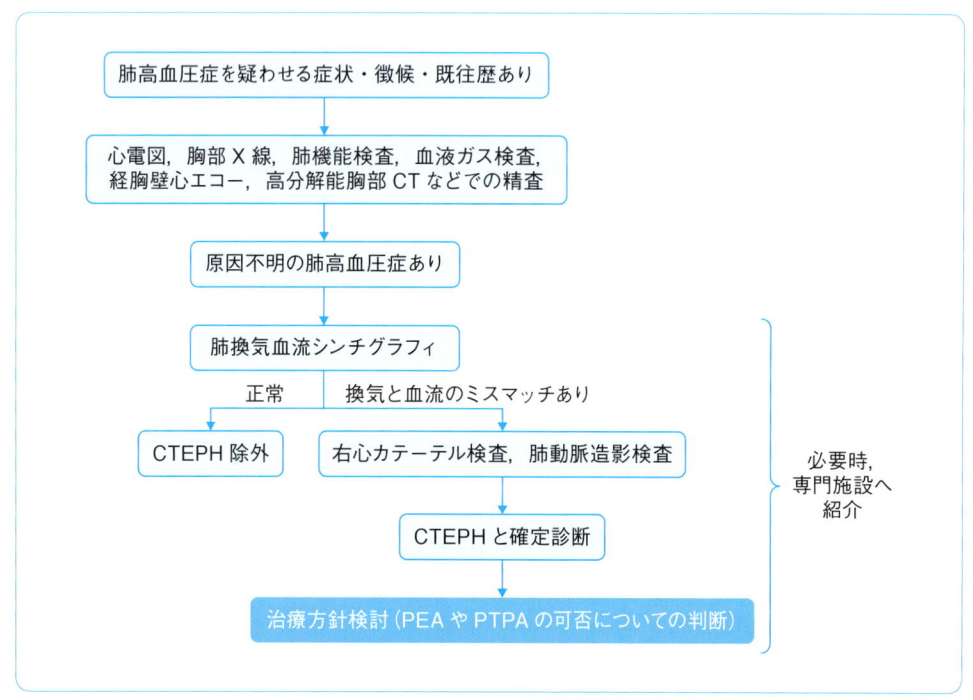

図1 CTEPHの診断フローチャート

ただし，施設によっては，シンチグラフィを施行していない施設，または肺血流シンチグラフィは施行可能だが，肺換気シンチグラフィを施行していないという施設も存在する．その場合には専門施設への紹介を検討するか，または肺血流シンチグラフィのみで欠損像を認め，CTEPH を除外できない場合には肺動脈造影検査を検討する．

CTEPH の実証に有効な検査として，

胸部造影 CT
⇩
肺換気血流シンチグラフィ
⇩
左右各肺動脈本幹での全体的な肺動脈造影
⇩
各区域枝での選択的肺動脈造影

の順番により正確に CTEPH としての病変の存在を確定することが可能である．特に，病変が末梢に多く存在する末梢型 CTEPH においては，胸部造影 CT では病変の同定が困難である場合が多く，非侵襲的な検査としては，造影 CT よりも肺換気血流シンチグラフィが有効である．また，それ以上に確実に病変を同定するには，侵襲的な肺動脈造影検査が有効である．

CTEPH の確定診断のためには，CTEPH は前毛細血管性肺高血圧症であるため，安静時平均肺動脈圧が 25 mmHg 以上で，かつ肺動脈楔入圧 pulmonary artery wedge pressure (PAWP) が 15 mmHg 以下であることを右心カテーテル検査にて確認し，かつ，肺動脈造影検査にて器質化血栓病変の存在を確定する必要がある．

なお，通常は，左右肺動脈本幹でのピッグテイルカテーテルやアンギオバーマンカテーテルを用いた肺全体の造影にて，肺の辺縁までが均等に造影されるか，器質化血栓病変が視認できるかによって CTEPH の診断は容易である．ただし，区域枝からの選択的な肺動脈造影が病変の部位や性状の確認にはより有効であり，肺動脈内膜摘除術 PEA や経皮的肺動脈形成術 PTPA の適応可否の判断を含めた治療方針検討のために，適宜必要に応じて選択的肺動脈造影も検討する．

2 右心カテーテル検査の流れ

CTEPH の診断のためには右心カテーテル検査は，後述する肺動脈造影検査と併せて必須の検査だが，0.05％ほどのきわめて低い確率ではあるものの致死的な合併症を伴うこともあるとされており，侵襲的な検査であることを念頭に置いて手技を行うことが必要である[1]．また，施行の際には総合的な血行動態評価（右房圧，右室圧，肺動脈圧，肺動脈楔入圧，心拍出量，混合静脈血酸素飽和度および肺血管抵抗など）を行うために，世界共通のコンセンサスの得られた正しい方法で正確なデータを収集する必要がある[2]．

右心カテーテル検査は，通常局所麻酔下に，大腿静脈アプローチもしくは内頸静脈アプ

ローチで行う．大腿静脈アプローチの場合，CTEPH症例では，肺動脈圧の上昇や三尖弁逆流の存在，右房・右室の拡大などの解剖学的変化をきたすことで，右室から肺動脈内にカテーテルを進めることが容易ではない症例も存在するため，注意を要する．右心カテーテル検査時に最も多く選択される穿刺部位は内頸静脈であり（73％），最も合併症の出現頻度が少なかった（0.3％）と報告されている[1]．

著者らの施設では，大腿静脈アプローチか内頸静脈アプローチいずれかのアプローチ部位に穿刺してショートシース挿入後に，ウェッジバーマンカテーテルまたはスワンガンツカテーテルを用いて検査を施行している．

圧トランスデューサーの正しい位置での0点設定は，正確な圧測定を行ううえで非常に重要である．2013年にニースで開催された第5回肺高血圧世界シンポジウムでも，仰臥位の患者の胸骨とベッド表面の中間点である"mid-thoracic line（心房レベルに一致）"を，0点に設定することを世界標準とすることを推奨している[2]．

圧測定に関しては，右房圧，右室圧，肺動脈圧の測定は容易であるが，肺動脈楔入圧では肺高血圧による肺動脈の拡張や器質化血栓病変の存在によって完全に"楔入"することができず，正確な肺動脈楔入圧を測定することが困難な場合がある．そのような場合には，肺動脈損傷に十分注意しながらガイドワイヤーを用いて区域枝まで右心カテーテルを進め，バルーンをゆっくりと膨らませることで測定可能な場合も多い．また，カテーテルを区域枝まで進めてもうまく測定できない場合には，別の区域枝や逆側の肺動脈で測定しなおすと測定可能な場合がある．また肺動脈楔入圧の測定に関しては，呼気終末に3回測定した平均を記録することが推奨されている．特にCTEPHでは，多くの区域枝に病変が存在するような場合には，どの区域枝で測定しても正確な肺動脈楔入圧の測定が困難である場合も多い．そのような症例では，肺動脈造影後に肺動脈楔入圧に最も適した区域枝を選択するなど，症例に応じて適切な判断が必要となる．

心拍出量の測定法に関しては，酸素摂取量・動脈血酸素飽和度・肺動脈内から採取した混合静脈血酸素飽和度・ヘモグロビン濃度を用いたFick法と熱希釈法の2種類がある．最も正確な測定は呼気ガス分析装置を用いて酸素消費量を測定した直接Fick法であるが煩雑であり，著者らの施設では体表面積と年齢から算出した推定酸素消費量［65歳未満では体表面積BSA（m^2）×125；65歳以上では体表面積BSA（m^2）×110］を用いた間接Fick法を使用している．

Fick法による心拍出量の計算式は以下のとおりである．

心拍出量（L/min）=［10×酸素消費量（mL/min）］/［1.34×ヘモグロビン値（g/dL）
　　×（動脈血酸素飽和度％－混合静脈血酸素飽和度％）］

熱希釈法は重度の三尖弁逆流やきわめて低い心拍出量を示す症例では精度に信頼性がないと長らく考えられていたが，そのような症例でも信頼性の高い測定が可能との報告もある[3]．

肺血管抵抗は下記の計算式で算出される．

肺血管抵抗（Wood 単位）＝［（平均肺動脈圧（mmHg）－肺動脈楔入圧（mmHg）］／
心拍出量（L/min）

　また肺血管抵抗の単位表記には dynes/sec/cm^5 と Wood 単位の2つが主に使用されている．dynes/sec/cm^5 は Wood 単位で算出された値に係数80を乗じたものである．これに関しても第5回肺高血圧世界シンポジウムでは，世界的な統一を図り混乱を避けるため，Wood 単位での表記を推奨している[2]．

　なお，CTEPH における右心カテーテル検査値の特徴として，肺動脈の脈圧（収縮期圧と拡張期圧の差）が，特発性肺動脈性肺高血圧症などの他原因の肺高血圧症と比較して，大きく拡大する傾向がある．これは，肺動脈細動脈が障害される肺動脈性肺高血圧症では脈圧が小さくなるのと対象的で，太い肺動脈に病変があることを示す所見と思われる[4]．

3 肺動脈造影検査

　肺動脈造影検査，特にデジタルサブトラクション血管造影法を用いたものは，造影CT検査の進歩した現在においても，CTEPH の診断および治療方針の決定，特に PEA や PTPA の適応を決めるうえでゴールドスタンダードとして位置づけられている[5,6]．

　CTEPH と診断するためには，肺動脈造影検査で以下の5つの造影所見のうち，1つ以上認めることが必要である［詳細に関しては，治療病変の選択法（p.51）を参照］．

1) pouch defects
2) webs & bands
3) abrupt narrowing
4) intimal irregularities
5) complete obstruction

4 肺動脈造影検査の具体的な方法

　著者らの施設では，右心カテーテル検査に引き続いて肺動脈造影検査を施行する場合が多い．肺動脈造影用に使用するカテーテルは4～6 Fr サイズのピッグテイルカテーテルまたはアンギオバーマンカテーテルを，左もしくは右の各肺動脈主幹部まで進めて，それぞれ造影する．おおむね肺動脈は右肺動脈で10区域，左肺動脈で8区域と多数の分枝を有するため，すべての区域枝・亜区域枝の病変の同定や解剖学的特徴を把握するためには，正面像・側面像・両斜位像など多方向から観察する必要がある．

　撮影時の造影剤使用量と速度は，各肺動脈にて20～25 mL 前後の造影剤を10～13 mL/sec 程度の速度で注入を基本として，腎機能や肺高血圧の状態に応じて適宜調整する．ローテーショナル造影を行わない場合には，正面像・側面像を右と左それぞれの肺動脈にて撮影するため，計4回の造影剤注入を基本としている．ただし，著者らの施設では，

第 1 章　CTEPH の歴史と診断

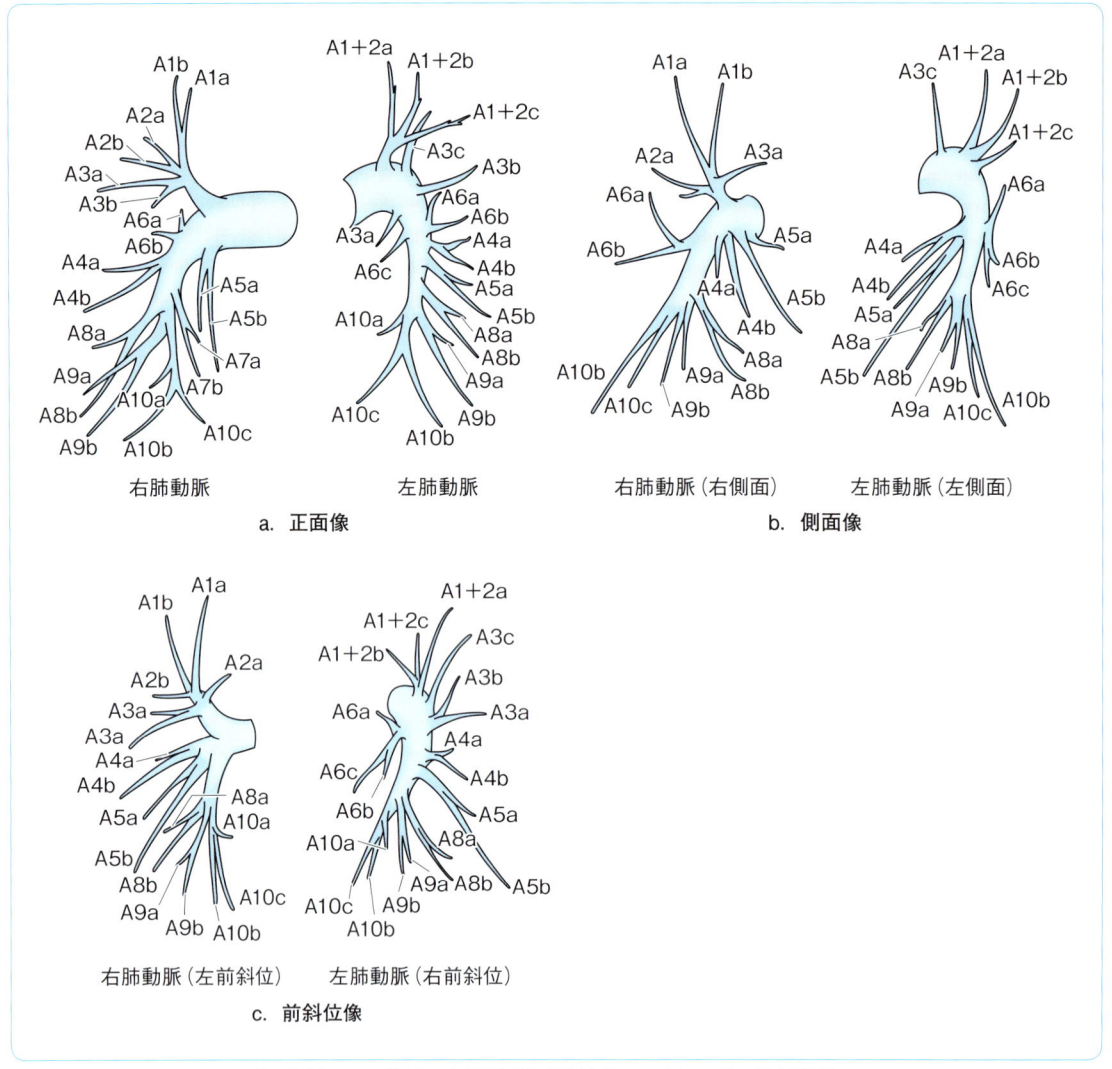

図 2　肺区域分けに基づいた肺動脈区域枝ナンバリングの解剖学的シェーマ

ローテーショナル肺動脈造影を行い，肺血管構造を 3D 構築して評価する場合が多く，別章［ローテーショナル肺動脈造影と 3D 構築画像の有用性（p.96）］にて詳述する．

　重要なポイントとして，腎機能などの臓器障害や全身状態，また，肺高血圧の重症度や右心不全合併の有無に応じて，造影剤の高圧注入を行うかどうかは慎重に判断する必要がある．肺動脈造影での造影剤の高圧注入後に心不全急性増悪や喀血などを合併するリスクもありうる．著者らは，右心不全は可能な限り加療してから肺動脈造影を施行しているがコントロールがつかない場合には，数本の区域枝のみを選択的にガイディングカテーテルを用いて少量の造影剤の手押し注入によって評価する場合もある．CTEPH の除外診断においては，数本の区域枝を選択的に造影して病変の有無を把握するのみで除外診断はほぼ可能な場合も多い．重症肺高血圧症を伴う CTEPH においては，比較的太い肺動脈に狭窄が多発しているため，肺動脈細動脈まで造影剤が及ぶことが少なく，選択的造影が末梢病

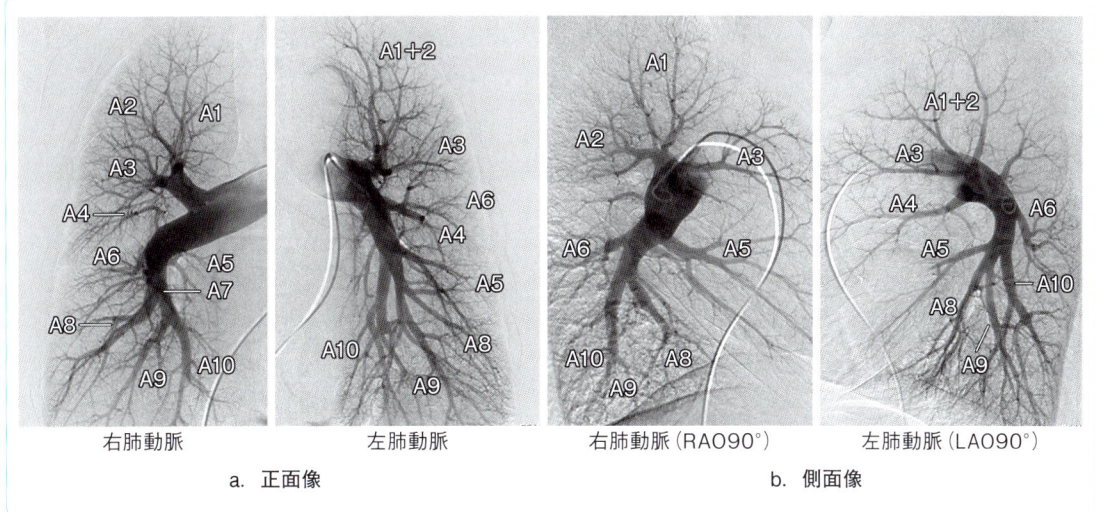

図3 肺区域分けに基づいた肺動脈区域枝ナンバリングを示した肺動脈造影画像（ピッグテイルカテーテル先端を左右各肺動脈主幹部に留置して造影）

造影による明瞭さを重視し，CTEPH ではなく特発性肺動脈性肺高血圧症（IPAH）と診断された患者での肺動脈造影画像を示す．

変の評価に有用な場合がある．また，CTEPH の診断がすでに確定していて，PTPA の術前評価に肺動脈造影を行うような場合も，肺動脈全体の肺動脈造影では，一見 webs & bands 病変を同定しづらいケースがある．区域枝を選択的に造影することで，病変部を同定しやすくなるため，選択的な造影を行って治療戦略を立てることも有用である．

5 肺動脈の解剖学的構造

図2に肺動脈のシェーマ，図3に肺動脈造影画像および，表1に区域枝および亜区域枝のナンバリングを示す．ただし，肺動脈の区域枝や亜区域枝の分岐については，成書によっても若干の差異を認めるため注意を要する．

PTPA を行っていくうえで，治療血管の正確な同定を行うことは必須である．治療対象部位の慢性期の評価や，術者間での情報の正確な伝達を行ううえでも，区域枝/亜区域枝の認識の精度・再現度を高めるために，まず基本的な肺区域のナンバリングを把握する必要がある（図4）．また区域枝ごとに基本的な分岐方向は一定していることと，肺動脈は気管支に伴走して分岐しているため，気管支で用いられる亜区域枝の記号化を著者らは採用し，亜区域枝もしくは亜-亜区域枝レベルまで，治療した部位に関してレポートを作成している．そのため，左肺動脈の区域枝のナンバリングは左 A1 および左 A2 は左 A1＋2 としてまとめて取り扱い，また左 A7 に関しては左 A8 からの分枝であったり左 A9 からの分枝であったりと，症例によって定まっていないことから，著者らの施設では左 A7 は基本的に左 A8 または左 A9 の分枝の一つとして取り扱い，独立した区域枝としては取り扱わないこととしている．

表 1 肺動脈の区域枝／亜区域枝の記号および名称

右肺動脈

	区域枝	亜区域枝
上葉	A1：肺尖動脈	a：肺尖枝
		b：前枝
	A2：後上葉動脈	a：後枝
		b：水平枝
	A3：前上葉動脈	a：外側枝
		b：内側枝
中葉	A4：外側中葉動脈	a：外側
		b：内側
	A5：内側中葉動脈	a：上枝
		b：下枝
下葉	A6：後下葉動脈	a：上枝
		b：外側枝
		c：内側枝
	A7：内側肺底動脈	a：後枝
		b：前枝
	A8：前肺底動脈	a：外側
		b：底枝
	A9：外側肺底動脈	a：外側
		b：底枝
	A10：後肺底動脈	a：後枝
		b：外側枝
		c：内側枝

左肺動脈

	区域枝		亜区域枝
上葉	A1＋2：肺尖後動脈		a：肺尖枝
			b：後枝
			c：水平枝
	A3：前上葉動脈		a：外側枝
			b：内側枝
			c：上枝
舌区	A4：上舌区動脈		a：外側枝
			b：前枝
	A5：下舌区動脈		a：上枝
			b：下枝
下葉	A6：後下葉動脈		a：上枝
			b：外側枝
			c：内側枝
	A8：前肺底動脈		a：外側枝
			b：底枝
	A9：外側肺底動脈		a：外側枝
			b：底枝
	A10：後肺底動脈		a：後枝
			b：外側枝
			c：内側枝

右肺

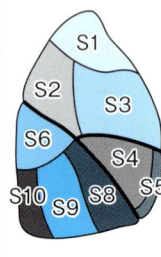
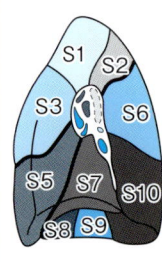

上葉		
S1	肺尖区
S2	後上葉区
S3	前上葉区
中葉		
S4	外側中葉区
S5	内側中葉区
下葉		
S6	上-下葉区
S7	内側肺底区
S8	前肺底区
S9	外側肺底区
S10	後肺底区

左肺

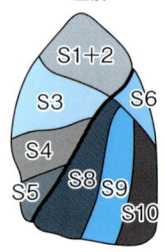

上葉		
S1＋2	肺尖後区
S3	前上葉区
舌区		
S4	上舌区
S5	下舌区
下葉		
S6	上-下葉区
S8	前肺底区
S9	外側肺底区
S10	後肺底区

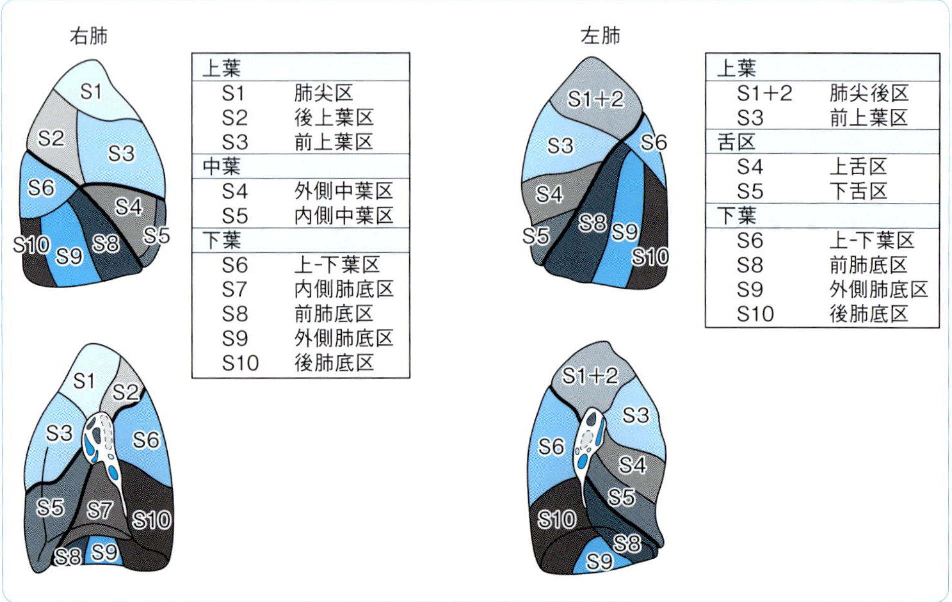

図 4 肺区域ナンバリングの解剖学的シェーマ

通常の左右各肺全域の肺動脈造影時の際に，分離が容易な撮影方向については，通常左右肺動脈共に前面から分岐している区域枝 A3・A4・A5・A8 の分離を容易にする撮影方向は，右肺動脈であれば左前斜位，左肺動脈であれば右前斜位がある．右 A2，左右 A6 は側面像が分離を容易にし，左右の A9・A10 は正面像もしくは右であれば右前斜位，左であれば左前斜位が分離しやすい．

　ただし，区域枝および亜区域枝の病変の同定や分離を容易にするためには，選択的な区域枝肺動脈造影でなければ困難であり，通常の左右肺動脈本幹からの全体的な肺動脈造影のみで，細部に至るまで病変を同定することは困難な場合も多い［選択的区域枝肺動脈造影時の血管構造の分離視認に適した造影方向の詳細については，ガイディングカテーテルとガイドワイヤーの選択と操作（p.43）を参照のこと］．

（伊波　巧）

参考文献

1) Hoeper MM, et al.：Complications of right heart catheterization procedures in patients with pulmonary hypertension in experienced centers. J Am Coll Cardiol. 48：2546-2552, 2006.
2) Hoeper MM, et al.：Definitions and diagnosis of pulmonary hypertension. J Am Coll Cardiol. 62（25, Suppl D）：D42-50, 2013.
3) Hoeper MM, et al.：Determination of cardiac output by the Fick method, thermodilution, and acetylene rebreathing in pulmonary hypertension. Am J Respir Crit Care Med. 160：535-541, 1999.
4) Nakayama Y, et al.：Characteristics of pulmonary artery pressure waveform for differential diagnosis of chronic pulmonary thromboembolism and primary pulmonary hypertension. J Am Coll Cardiol. 29：1311-1316, 1977.
5) Reichelt A, et al.：Chronic thromboembolic pulmonary hypertension：evaluation with 64-detector row CT versus digital subtraction angiography. Eur J Radiol. 71：49-54, 2009.
6) He J, et al.：Diagnosis of chronic thromboembolic pulmonary hypertension：comparison of ventilation/perfusion scanning and multidetector computed tomography pulmonary angiography with pulmonary angiography. Nucl Med Commun. 33：459-463, 2012.

CTEPH の鑑別疾患

　PTPA は，CTEPH に対して有効な治療法であり，世界規模でのさらなる普及が期待される．しかしながら，PTPA が肺動脈疾患の全例に適応となるわけでは決してないことを十分に理解する必要がある．肺動脈造影にて肺動脈に病変があるからといって，PTPA を検討することは絶対に慎むべきである．特に本項に提示するような，肺動脈造影を一見したところ CTEPH と見間違える可能性もある重要な鑑別疾患においては，PTPA の施行が禁忌である場合が多い．CTEPH であるという正しい診断を経たうえで，PTPA の適応を検討することが大前提であり，本項では CTEPH の鑑別疾患として重要なものを列挙し，CTEPH としての正しい診断の一助となることを期待する．

1　肺動脈以外の肺組織が要因となり，肺動脈の障害を合併する疾患

　肺動脈以外の肺組織が，肺動脈を巻き込んで障害をもたらし，肺動脈に狭窄病変や閉塞病変を合併する場合がある．陳旧性肺結核や間質性肺炎などが相当する．

● 陳旧性肺結核に合併した肺動脈病変

　図 1 は，陳旧性肺結核の症例であり，胸部 X 線や胸部 CT では，肺上葉の実質組織が陳旧性肺結核の影響を強く受けて障害されていることがわかる．本症例での肺動脈造影では，右上葉枝が完全閉塞となっている．肺実質の障害が肺動脈を巻き込んで障害されていると思われる．このような病変に対しての PTPA は致死的な転帰となることが予想され，絶対禁忌である．

● 間質性肺炎に合併した肺動脈病変

　図 2 は，間質性肺炎に合併した肺高血圧症の症例である．胸部 X 線や胸部 CT では間質性肺炎に特徴的な所見を認める．本症例の肺動脈造影では，右肺動脈は中葉枝や下葉枝の全体的な狭窄や硬化像を認め，特に右肺動脈下葉枝末梢部の造影はきわめて不良である．

　これら肺動脈以外の肺組織の障害を伴う疾患においては，肺換気血流シンチグラフィを施行しミスマッチを認めない場合には，血管以外の肺組織も障害されているため PTPA は原則禁忌と考えられる．肺換気血流シンチグラフィにてミスマッチを認める場合であっ

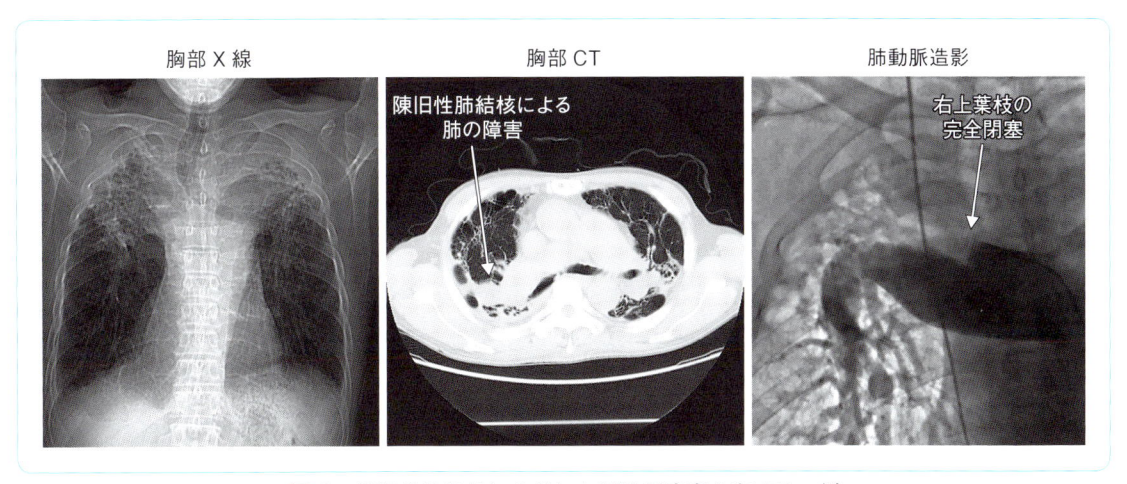

図1 陳旧性肺結核に合併した肺動脈病変を有する一例

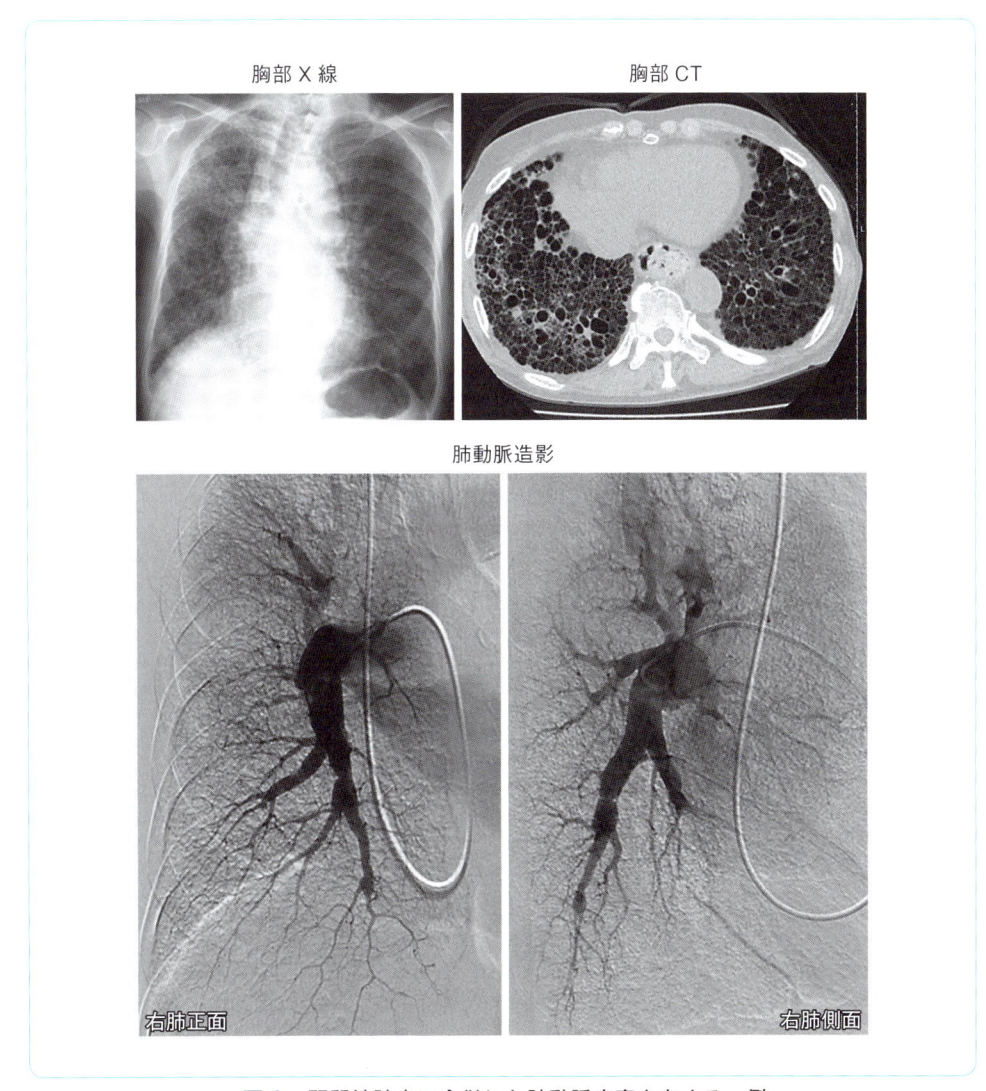

図2 間質性肺炎に合併した肺動脈病変を有する一例

ても PTPA 施行時の肺血管破裂のリスクも高く，リスクを冒して PTPA を施行したとしても，末梢部までの肺組織自体の障害のために施行後に得られる治療効果はきわめて乏しいと予想される．また，PTPA 後に肺水腫を合併して呼吸状態が悪化した際に，もともとの肺疾患のため改善にきわめて難渋することも予想される．よって，基本的には PTPA の適応外と考えられる．

2 肺動脈以外の肺組織が要因ではなく，肺動脈が障害される CTEPH 以外の疾患

　肺動脈以外の肺組織の障害に合併するわけではなく，肺動脈自体が障害される CTEPH 以外の疾患としては，高安動脈炎（大動脈炎症候群）に合併した肺動脈狭窄，末梢性肺動脈狭窄症などが代表的である．

● 高安動脈炎（大動脈炎症候群）に合併した肺動脈狭窄

　図 3 は，高安動脈炎に肺動脈の炎症が合併した症例での肺動脈造影所見である．高安動脈炎は，大動脈および分枝した動脈に炎症が生じて狭窄や閉塞をきたす自己免疫疾患である．一部の高安動脈炎では，肺動脈にも炎症が波及して肺動脈病変を合併する場合があることが知られている．図 3 の症例では，右肺動脈は上葉枝分枝後の主幹部に高度な狭窄を認め，全体的な肺動脈の狭小化や末梢造影不良が明らかである．

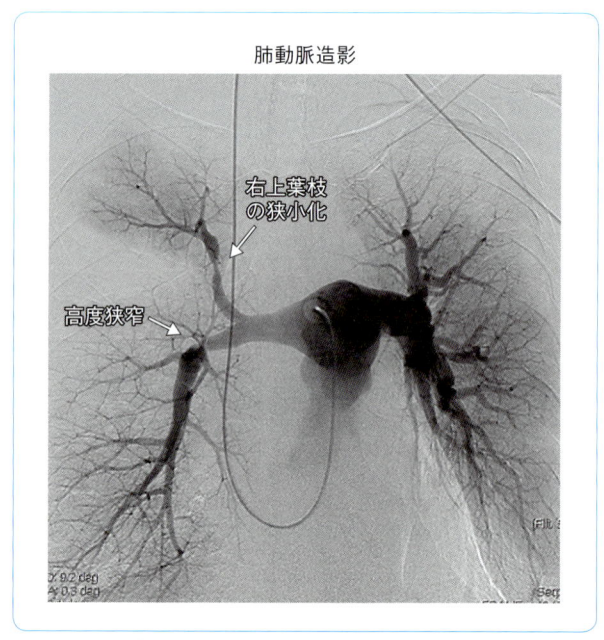

図 3 高安動脈炎（大動脈炎症候群）に合併した肺動脈病変を有する一例

肺動脈造影
右肺正面　　　　　　　　　　　　　右肺側面

右下葉枝分枝部
での高度狭窄や
閉塞

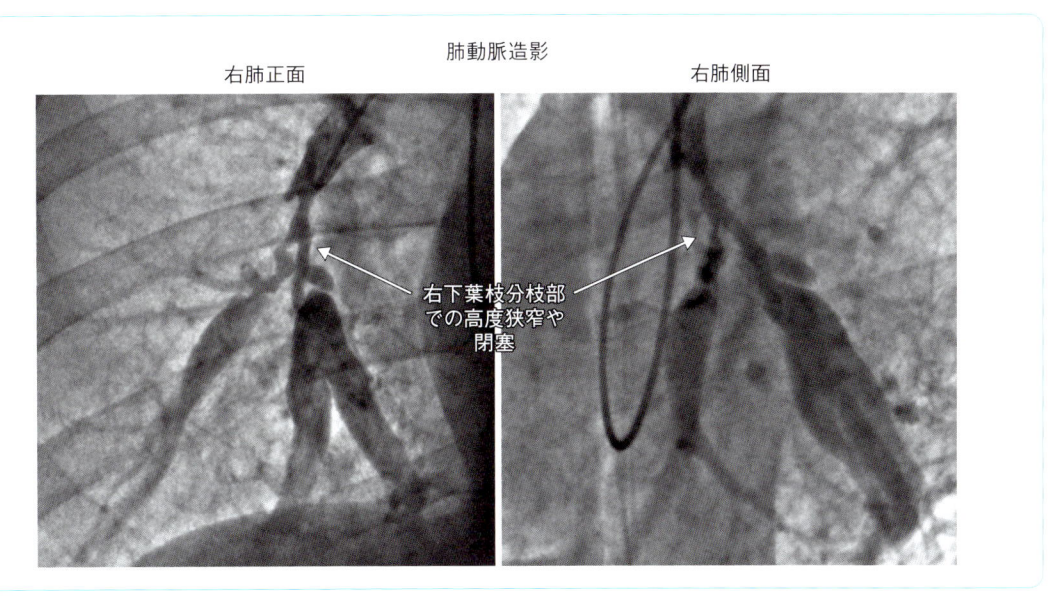

図4　末梢性肺動脈狭窄症（PPS）の一例

末梢性肺動脈狭窄症 peripheral pulmonary artery stenosis（PPS）

　PPSは先天性風疹症候群やWilliams症候群に合併する場合が多いとされるが，孤発例も散見される．図4は，PPS症例での肺動脈造影所見であり，区域枝レベルで高度狭窄や閉塞を認める．成人PPSにおけるバルーン拡張の有効性は海外より11例という少数例での論文報告はあるが，うち1例は治療後の肺出血により死亡しており，エビデンスの蓄積はいまだ不十分な状況である[1]．

他血管疾患に合併した肺動脈疾患―モヤモヤ病に合併した肺動脈狭窄

　図5は，著者らの施設で経験した，モヤモヤ病に肺高血圧を合併した患者での肺動脈造影所見である．いわゆる線維筋性異形成の血管造影所見で認められるような，string and beads sign（狭窄と拡張の繰り返しの数珠状病変）が多発しており，上述の末梢性肺動脈狭窄症よりさらに末梢の亜区域枝レベルに病変の主座がある．亜区域枝レベルでの完全閉塞も散見される．

　これらの疾患はCTEPHとは明白な相違点がある．すなわちCTEPHでは，基本的に血管壁外膜間距離は通常に維持されており，血管内腔に器質化血栓が存在することにより血管腔の内周径が狭窄する．その一方，高安動脈炎やPPSでの肺動脈狭窄は，血管壁外膜間距離自体が狭小化している．よって，これらの疾患に対してのPTPAによるバルーン拡張は，血管壁外膜間距離自体を押し広げることとなり，血管破裂のリスクはCTEPHに比べて高いことが予想される．国内では，経験を有する施設においては高安動脈炎やPPSに対して慎重なPTPA施行が有効であったという少数症例報告も散見されるものの，エビデンスレベルとして確立するまでには至っておらず，今後も慎重な検討が望まれる．

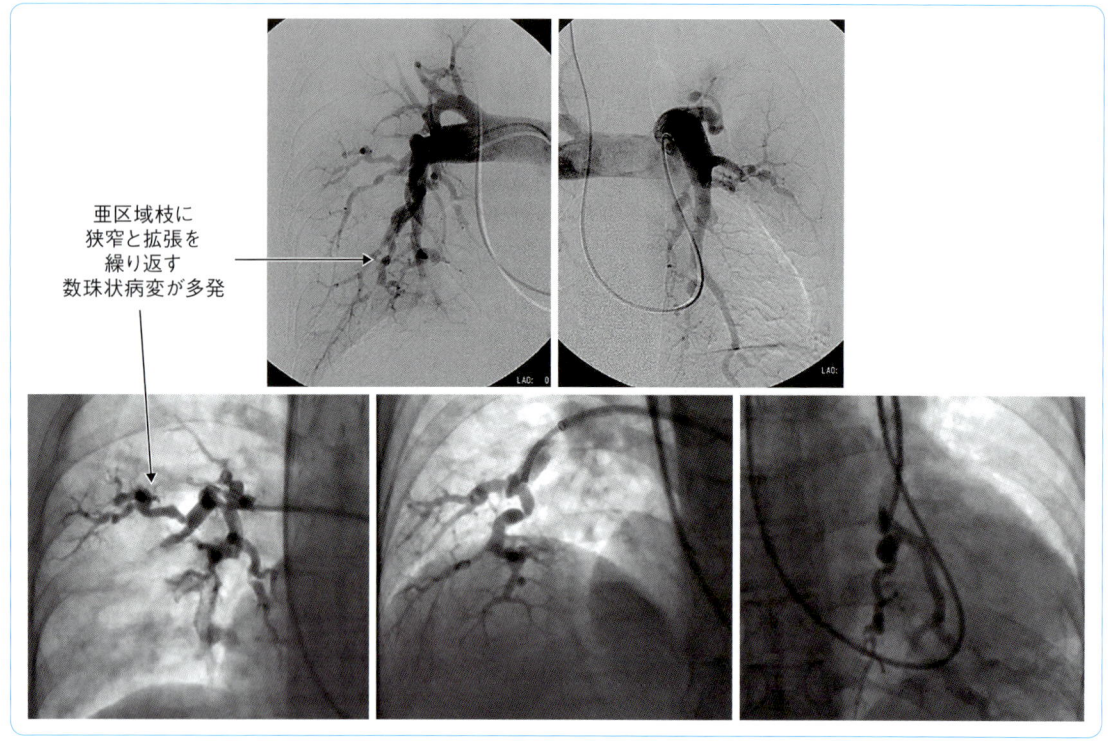

図5 モヤモヤ病に合併した肺動脈狭窄の一例

亜区域枝に狭窄と拡張を繰り返す数珠状病変が多発

　著者らの施設でも，前述の高安動脈炎やモヤモヤ病に合併した肺動脈狭窄に対してPTPAを慎重に施行した経験があるが，病変部にワイヤーを通過してバルーン拡張してもto and flowで造影され，末梢までの造影不良が改善されない病変が散見された．血行動態もある程度は改善するものの，CTEPHほどの明らかな改善が期待できず，かつ手技的にもCTEPHに比べて出血性合併症を起こしやすくハイリスクな印象がある．
　いずれにせよ，これら疾患に対するPTPAは，現在のエビデンスレベルでは基本的には適応外とし，患者状態に応じてどうしても検討が必要な場合には，経験を有する施設への相談や患者紹介が望ましい．

3 腫瘍性疾患

　腫瘍の形成によって肺動脈へ狭窄をきたす場合もあり，肺動脈原発腫瘍，特に肺動脈肉腫（pulmonary arterial sarcoma）や，肺がんによる肺動脈への浸潤などが重要である．

肺動脈肉腫による肺動脈狭窄

　図6は，肺動脈肉腫が右肺動脈主幹部に存在する症例の胸部造影CT画像と肺動脈造影所見である．性差は若干女性に多く，50歳代が好発年齢とされる．CTEPHと臨床症状が類似し，肺高血圧や右心不全を呈するものがあり，また，肺動脈造影でも欠損像がさまざまな形態を示し，時にCTEPHとの鑑別が難しい場合もあるため注意を要する．図6

胸部造影CT　　　　　　　　　　　　肺動脈造影

肺動脈肉腫

肺動脈肉腫による
右肺動脈主幹部の
高度狭窄

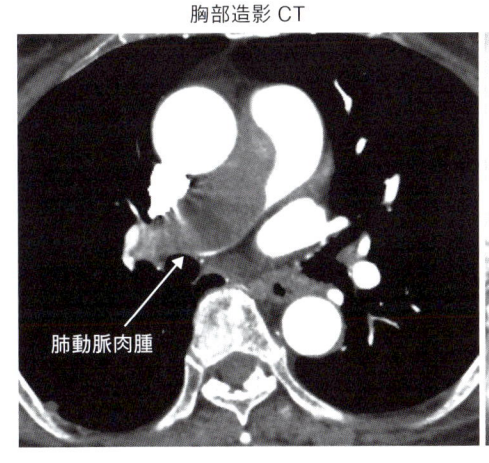

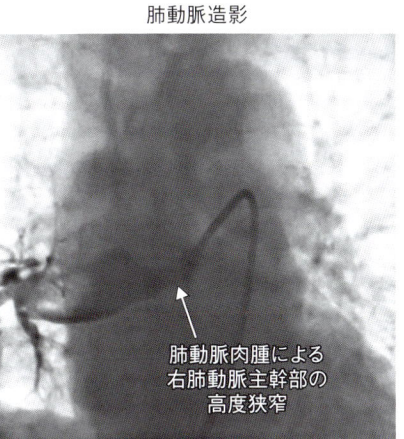

図6　肺動脈肉腫による肺動脈狭窄の一例

の症例では，右肺動脈主幹部に存在する肉腫によって肺動脈内腔が著明に狭窄していることがわかる．手術による切除が治療法であるが，切除困難な場合も多く，一般的に予後はきわめて不良である．肺動脈肉腫に対するPTPAの施行は原則禁忌である．

4　その他の疾患

　本項で画像は提示していないが，線維性縦隔炎，肺動脈のみに限局した血管炎，先天性肺血管異常，その他にも原因不明なさまざまな肺血管異常がある．これらに対するPTPAは，その結果を予測することは困難であり，またエビデンスは確立しておらず，基本的にはPTPAは禁忌と考えられる．

ここがポイント
- 肺動脈に狭窄病変や閉塞病変が存在し，肺動脈造影を一見するとCTEPHと見間違えるような重要な鑑別疾患が，複数存在する．
- 本項で列挙したCTEPHの鑑別疾患は，基本的にはPTPAの適応外である（絶対禁忌の疾患も存在する）．
- PTPAの実施は，まずはCTEPHとしての正しい診断をつけることが大前提であり，CTEPH以外の疾患に対して安易なPTPA実施は厳に慎むべきである．

（伊波　巧，片岡雅晴）

参考文献

1) Kreutzer J, et al.：Isolated peripheral pulmonary artery stenosis in the adult. Circulation. 93：1417-1423, 1996.

コラム 肺換気血流シンチグラフィでのCTEPHの診断と鑑別診断

　肺換気血流シンチグラフィは，CTEPHを診断するうえで重要な検査である．この検査結果をもとにしたCTEPHの診断およびそれ以外の疾患を鑑別するための方法を図にまとめた[1]．

　肺換気血流シンチグラフィでは，CTEPHは換気と血流のミスマッチを認めることが重要な診断ポイントとなる．すなわち，換気には異常を認めないものの，血流に欠損像を認める場合には，肺動脈性肺高血圧症 pulmonaly arterial hypertension（PAH）や換気障害型肺疾患（間質性肺炎など）に伴う肺高血圧症は否定される．

　ただし，換気と血流のミスマッチを認めた場合に，CTEPHと確定診断されるわけではなく，肺動脈狭窄症や高安動脈炎に合併した肺血管障害など，その他の肺血管疾患も含まれるため，CTEPHと確定診断に至るためには右心カテーテル検査および肺動脈造影検査が必須となる．

　すなわち，肺換気血流シンチグラフィにてCTEPH以外のPAHや肺疾患に伴う肺高血圧症を除外する．除外できない場合には肺動脈造影検査の施行を検討する．

（片岡雅晴）

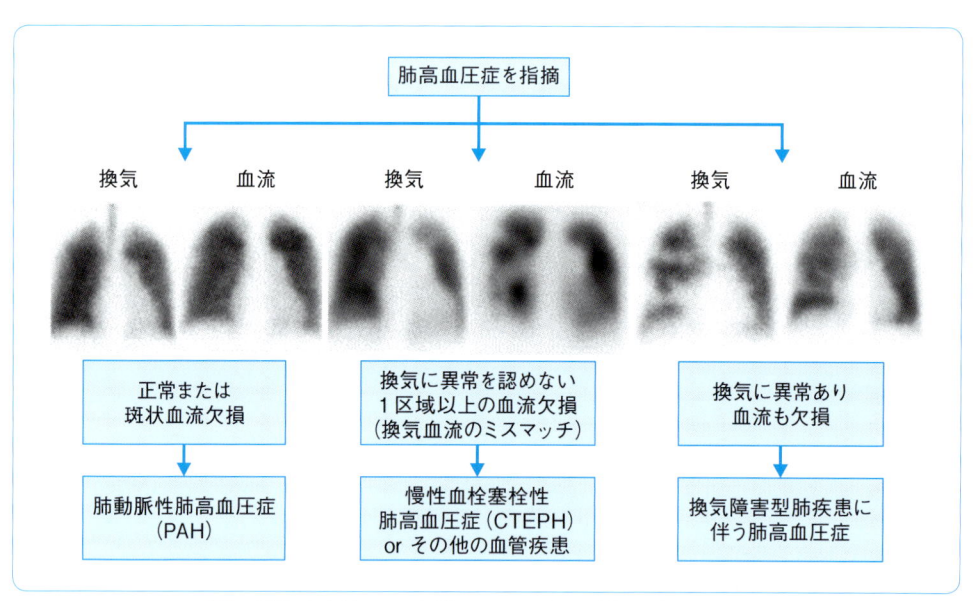

図　肺換気血流シンチグラフィによる診断方法のまとめ
（Tanabe N, et al.：Respir Investig. 51：134-146, 2013 より翻訳改変）

第 2 章

PTPA の実践
―手順・コツとトラブル対処―

PTPAによる治療介入時期と適応をどう考えるか

1 治療介入時期

　CTEPHは器質化血栓性病変によって肺高血圧が生じ，右心に対しての後負荷が増大することで右心不全を併発する[1,2]．不慮な転帰を辿る症例の多くは併発する右心不全によるものがほとんどであるため，すでに右心不全を併発している症例や肺高血圧症が重度の症例では，早急に肺動脈圧を下げる必要がある[3]．よって，基本的には，PTPAまたは肺動脈内膜摘除術PEAによるインターベンション治療を可能な範囲で早急に施行する方針としている．

　CTEPHに対する薬物治療に関しては，自覚症状の軽減を期待できるものの[4,5]，現時点で最も治療効果を認めたリオシグアトであっても，平均肺動脈圧はプラセボ群と比べて$-5\,\mathrm{mmHg}$減少させる程度であり[6]，予後を十分に改善させることは難しいため[7]，薬物治療による肺動脈圧の低下を待ってPTPAを実施すべきではない．

　ただし，数日以内に迅速にPTPAを要するほど循環動態が不良な症例でない限りは数ヵ月程度待機可能な症例がほとんどであり，再灌流性肺水腫を含めた周術期合併症と肺高血圧症の重症度は相関しているため[8]，重症例ほど肺高血圧の改善度が大きいため著者らの施設ではほとんどの症例で，多剤の肺血管拡張薬を導入した後にPTPAを実施している．

　また，PTPA後には再灌流性肺水腫や肺動脈損傷による肺出血だけでなく，肺血流が急激に改善することでシャントに近い病態によって一時的に酸素化が低下することがある．そのため，低酸素血症に対して酸素供給を行うためのデバイス（人工呼吸器やNIPPV）が必要となった症例では，術後の低酸素血症増悪時に対応できる程度の余力のある酸素条件になるまでは，呼吸状態の回復を待ってからPTPAを施行するほうが安全である．ただし，これ以上に保存療法のみで粘っても改善を認めないと判断されるときには，PTPAを実施することでより早期に改善が図れる場合もあるため，個々の症例ごとの慎重な判断が必要となる．また，PTPA前後では抗凝固療法が必須であるため，活動性出血がある場合にはまずはその対応が必要である．

ここがポイント

- 薬物療法のみで長期間粘るのではなく，なるべく早期のPTPAまたはPEAによるインターベンション治療が，予後改善に望ましい．
- 待機可能な症例ではPTPA周術期の合併症を軽減するため，薬物治療を実施してからPTPAを実施する．
- 低酸素症の程度，血行動態，活動性出血などの合併症の有無を総合的に判断して，最適なPTPA実施時期を判断するべきである．

2 PTPAの適応

　基本的にインターベンション治療を要するCTEPH症例で，器質化血栓の存在する場所が外科的に到達不能な症例や併存合併症によって外科手術困難例がPTPAの適応となる．表1にPEAの適応を示す[9]．PEAは現存するCTEPHの治療の中で，最も血行動態の改善，症状の改善，予後の改善のエビデンスが蓄積されている強力な治療法であるが，難易度の高い外科治療の一つであり，経験豊富な施設でなければ良好な手術成績を残すことが難しい．世界的には周術期の死亡率は8％程度であり[10]，完全循環停止を含む開胸手術のため，症状が強く予後の低下が見込まれる症例に限られている．また外科手術不適応とされるCTEPH症例は40％弱と推定され，決して少なくない[11]．

　初期のPTPAの報告では，再灌流性肺水腫を高率に認めており[12]，著者らの施設でも初期のPTPA適応は外科治療に準じ，①NYHA分類Ⅲ度もしくはⅣ度，②平均肺動脈圧30 mmHg以上，に限定してPTPAを実施していた．しかし，経験の蓄積と合併症回避のための指標などの開発により，安全性は飛躍的に向上したことから[13]，外科治療の適応とならない末梢型CTEPH症例以外にも適応を拡大し，現在，著者らの施設では表2に示す症例を適応としている．したがって，必ずしも肺高血圧状態にない症例（平均肺動脈圧25 mmHg未満）であっても，労作時呼吸困難症状を有し，カテーテル治療が可能な部位に器質化血栓が認められる症例であれば，PTPAによって症状を軽減させることが可能であり，症例によっては在宅酸素療法から離脱させることも可能である．

　図1に現在の世界的なCTEPH治療のアルゴリズムを示す[14]．現時点ではPTPAはいまだ海外からのエビデンス不足であり，2013年ニースで開催された第5回肺高血圧症ワールドシンポジウムでも基本的に外科治療が最も推奨されており，PTPAは"？"マーク付き

表1 PEAの適応基準

肺動脈内膜摘除術の適応
1）NYHA分類Ⅲ度またはⅣ度
2）平均肺動脈圧30 mmHg以上，または，肺血管抵抗300 dynes/sec/cm⁵（3.75 Wood単位）以上
3）主幹部，葉間部，区域枝に存在する外科的に到達可能な血栓
4）重篤な併存合併症がない

表2 現在の著者らの施設でのPTPAの適応基準

経皮的肺動脈形成術の適応
バルーンカテーテルによる拡張が可能な部位に病変が存在し
1）NYHA分類Ⅱ度以上の労作時呼吸困難
2）在宅酸素療法が必要な低酸素症（在宅酸素療法からの離脱目的）

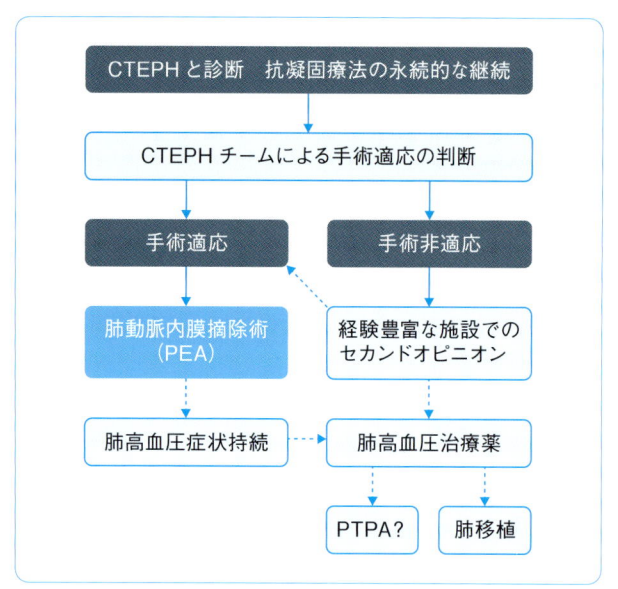

図1 2013年ニースで開催の第5回肺高血圧症ワールドシンポジウムに基づいた CTEPH治療アルゴリズム

CTEPHと診断された場合には，抗凝固療法は基本的には永続的に行われる．侵襲的な治療方針は，まずはCTEPHチーム（理想的には，それぞれ経験豊富なPEA外科医＋PTPA術者＋肺高血圧症専門医を含む）によって，外科手術の適応について判断すべきとされる．手術非適応と判断された場合には，さらに，経験豊富な施設でのセカンドオピニオンが推奨され，再度手術適応を検討すべきとされる．なお，外科手術後にも残存肺高血圧が持続している場合には，さらに追加でPTPAを検討する意義があることが示唆されている．

(Kim NH, et al.：J AM Coll Cardiol, D92-99, 2013より)

の状態である．しかし，わが国を中心に，良好なPTPAの成績が次々と報告されており，今後CTEPH治療のアルゴリズムは大きく変革される可能性がある．

また，外科手術後の残存肺高血圧症例に関しても，2度目の開胸術はハイリスクとなるため，著者らの施設ではこれらの症例に対してもPTPAが有効な治療戦略となることを報告している[15]．

ここがポイント

- PTPAは，バルーンカテーテルが到達可能な部位に病変が存在し，NYHA分類Ⅱ度以上の労作時呼吸困難があるか，または，在宅酸素療法を必要とする低酸素血症（在宅酸素療法の離脱を目的）がある場合とする．
- 2013年ニースで開催の第5回肺高血圧症ワールドシンポジウムに基づいたCTEPH治療アルゴリズム（図1）では，あくまでも外科的治療PEAがPTPAより推奨レベルが高いとされている．
- PTPAの適応を含めた治療方針は，CTEPH治療チーム（経験豊富なPEA外科医＋PTPA術者＋肺高血圧症専門医をそれぞれ含む）によって，慎重に判断されることが理想的である．

（伊波　巧）

参考文献

1) Riedel M, et al.：Longterm follow-up of patients with pulmonary thromboembolism. Late prognosis and evolution of hemodynamic and respiratory data. Chest. 81：151-158, 1982.
2) Piazza G, et al.：Chronic thromboembolic pulmonary hypertension. N Engl J Med. 364：351-360, 2011.
3) D'Alonzo GE, et al.：Survival in patients with primary pulmonary hypertension：results from a national prospective registry. Ann Intern Med. 115：343-349, 1991.
4) Suntharalingam J, et al.：Long-term use of sildenafil in inoperable chronic thromboembolic pulmonary hypertension. Chest. 134：229-236, 2008.
5) Jaris X, et al.：Bosentan for treatment of inoperable chronic thromboembolic pulmonary hypertension：BENEFiT (Bosentan Effects in iNopErable Forms of chronic Thromboembolic pulmonary hypertension), a randomized, placebo-controlled trial. J Am Coll Cardiol. 52：2127-2134, 2008.
6) Ghofrani HA, et al.：Riociguat for the treatment of chronic thromboembolic pulmonary hypertension. N Engl J Med. 369：319-329, 2013.
7) Nishimura R, et al.：Improved survival in medically treated in chronic thromboembolic pulmonary hypertension. Circ J. 77：2110-2117, 2013.
8) Inami T, et al.：Pulmonary edema predictive scoring index (PEPSI), a new index to predict risk of reperfusion pulmonary edema and improvement of hemodynamics in percutaneous transluminal pulmonary angioplasty. JACC Cardiovasc Interv. 6：725-736, 2013.
9) Jamieson SW, et al.：Experience and results with 150 pulmonary thromboendarterectomy operations over a 29-month period. J Thorac Cardiovasc Surg. 106：116-126, 1993.
10) Rahavardi M, et al.：Pulmonary thromboendarterectomy for chronic thromboembolic pulmonary hypertension：a systematic review. Ann Thorac Cardiovasc Surg. 17：435-445, 2011.
11) Mayer E, et al.：Surgical management and outcome of patients with chronic thromboembolic pulmonary hypertension：results from an international prospective registry. J Thorac Cardiovasc Surg. 141：702-710, 2011.
12) Feinstein JA, et al.：Balloon pulmonary angioplasty for treatment of chronic thromboembolic pulmonary hypertension. Circulation. 103：10-13, 2001.
13) Inami T, et al.：Pressure-wire-guided percutaneous transluminal pulmonary angioplasty：a breakthrough in catheter-interventional therapy for chronic thromboembolic pulmonary hypertension. JACC Cardiovasc Interv. 7：1297-1306, 2014.
14) Kim NH, et al.：Chronic thromboembolic pulmonary hypertension. J Am Coll Cardiol. 62 (25 Suppl)：D92-99, 2013.
15) Shimura N, et al.：Additional precutaneous transluminal pulmonary angioplasty for residual or recurrent pulmonary hypertension after pulmonary endarterectomy. Int J Cardiol. 183：138-142, 2015.

2 術前準備
―管理方法やクリニカルパスの実際―

1 入院時にチェックすべき項目

a 入院時検査

　PTPA施行目的で入院した症例には全例で胸部X線検査，心電図検査，採血検査を施行する．胸部X線は術後の肺水腫や出血などの合併症を評価するうえでもPTPA直前に施行することが望ましい．

　PTPAでは造影剤を使用するため腎機能のチェックは必須である．また抗凝固療法が必要不可欠となるのでヘモグロビン値（Hb）やプロトロンビン時間（PT）や活性化部分トロンボプラスチン時間（APTT）の評価も入院時に行うことが重要である．その他肝機能や電解質などの一般的な検査のスクリーニングを行う．

　またPTPAの治療効果の評価で重要となる6分間歩行試験を入院後に必ず施行する．病棟でも行えるが，著者らの施設ではリハビリテーション科と連携し，理学療法士によって施行している．

```
入院時検査
☐ 胸部X線
☐ 心電図
☐ 採血検査
    ☐ 腎機能
    ☐ 血算
    ☐ 凝固
☐ 6分間歩行試験
```

b 既往歴，内服歴の聴取

　一般的なカテーテル検査と同様に，既往歴の聴取を行う．

　なかでも造影剤アレルギーについては，通常は事前のカテーテル検査時の肺動脈造影もしくは肺動脈CTアンギオグラフィを施行しているため，すでに聴取されていることが多いが，入院時に再度確認する．造影剤アレルギーがある場合にはステロイドや抗ヒスタミン薬などによる前処置が必要となる．

　内服薬ではビグアナイド系血糖降下薬の有無の聴取を行う．服用患者に対する造影剤使用は禁忌になるために，PTPAの48時間以上前の内服中止が必要となる．

　肺高血圧症治療薬に関しては，術前から術後まで原則的に継続する．

　著者らの施設では後述するヘパリン置換を行っているために，ワルファリンを入院時に中止している．

```
既往歴，内服歴
☐ 造影剤アレルギー
☐ ビグアナイド系血糖降下薬
☐ 肺高血圧症治療薬
☐ ワルファリン
```

c 入院後処置

PTPA は通常は大腿静脈アプローチで行っているため鼠径部の除毛を行う（IVC フィルター留置症例などでは内頸静脈アプローチ）.

入室から退室までは3時間前後が一般的である．また大腿静脈アプローチの場合は術後の安静時間も3時間としている．そのため術前に，女性の場合は尿道バルーンを，男性の場合はコンドーム型バルーンを使用することが多い．

また後述するワルファリンのヘパリン置換を行っているため，末梢静脈ルートキープを行っている．

入院後処置
☐ 必要時鼠径部の除毛
☐ 必要時尿道バルーンなど挿入
☐ 末梢静脈ルートキープ

2 入院後の抗凝固療法の施行について

PTPA を施行している CTEPH 患者では全例ワルファリンによる抗凝固療法が施行されている．PTPA の手技の安全性の向上により出血性合併症（喀血など）のリスクは当初と比較し大幅に減少したが，より安全な手技進行を考慮し，著者らの施設では全例ワルファリンからヘパリンへの置換を行っている．

そのため PTPA の数日前入院とし，入院日からワルファリンを中止している．PT をモニタリングし治療域を下回った段階でヘパリンの持続静注を 12,000 単位〜15,000 単位/日から開始している．APTT を対照の 1.5 倍〜2.5 倍となるようヘパリン投与量を調節している．そのため術後もワルファリンへの安全な置換のため数日の管理を要する．

ヘパリン置換せずに前日入院し，ワルファリン投与下で行っている施設もある．また非ビタミン K 阻害経口抗凝固薬の使用が可能となると，より安全な抗凝固療法の施行が可能になることが期待される．

☐ ワルファリン中止
☐ PT，APTT のチェック
☐ ヘパリン投与開始

ここがポイント　カテコラミン使用について

PTPA を立ち上げた初期に著者らは，術後の肺水腫予防を期待して，カテコラミン（ドブタミン 2γ 程度）を術前から投与し，術後 1〜2 日経過観察してから漸減中止するようにしていた．しかし，カテコラミン使用により肺水腫が増強する印象があり，現在はカテコラミン投与を行わずに PTPA を施行している．

3 術後早期管理について

a 術後の管理病棟

術中および術後に合併症を認めない場合は一般病棟に帰室としている．非侵襲的換気療法（NIV）や nasal high flow を必要とする呼吸不全や，右心不全を合併している場合などは術後集中治療室に入室となることがあるが，手技の安全性が向上するに従い，集中治療を要する症例は激減している．

b 帰室後にチェックすべきこと

まずバイタルサインのチェックを行い異常がないことを確認する．またシース刺入部の血腫や血管雑音の診察が必須である．静脈穿刺ではあるが，動脈の誤穿刺による動静脈瘻や仮性動脈瘤の形成には細心の注意を払わなければならない．

術直後と翌日に胸部ポータブル X 線写真を撮影し，術後出血や肺水腫の出現のないことを確認する（肺水腫は 24 時間後にピークとなることがしばしばある）．

特に問題がなければ術後 3 時間の安静後に刺入部を確認し，安静を解除している．

- ☐ バイタルチェック
- ☐ 刺入部の診察
  - ☐ 血腫の有無
  - ☐ 血管雑音の有無
- ☐ 胸部 X 線の確認

4 クリニカルパスについて

著者らの施設で実際に使用しているクリニカルパスを次頁に掲載する．掲載したパスは 1 週間分となっているが，1 回の入院で 1〜2 セッションの PTPA を施行しており，同様のパスで 2 週間運用しているケースが多くなっている．

（重田洋平）

2 術前準備

表 杏林大学病院におけるクリニカルパス

入院2分類(術前・術後)		2	1	術前	術後	術後1日	術後2日	術後3日	術後4日	術後5日
日数計算	入院日数	1日目	2日目	3日目		4日目	5日目	6日目	7日目	8日目
評価	評価	□	□	□		□	□	□	□	□
アウトカム	P.患者所見	呼吸苦がない	呼吸苦がない	呼吸苦がない	呼吸苦がない	呼吸苦がない	呼吸苦がない	呼吸苦がない	呼吸苦がない	呼吸苦がない
					循環動態が安定している	循環動態が安定している	循環動態が安定している	循環動態が安定している		
		バイタルサインが安定している	バイタルサインが安定している	バイタルサインが安定している					バイタルサインが安定している	バイタルサインが安定している
					穿刺部の出血がない	穿刺部の出血がない				
					合併症がない	合併症がない	合併症がない	合併症がない		
	C.治療・検査・栄養									合併症(造影剤ショック,血管損傷)を起こさない
										穿刺部の出血がない
	L.生活(活動・清潔)	転倒・転落がない	転倒・転落がない	転倒・転落がない	転倒・転落がない	転倒・転落がない	転倒・転落がない	転倒・転落がない	転倒・転落がない	転倒・転落がない
	E.理解・自己管理							退院準備が整う		
		治療の必要性が理解でき,同意する	治療の必要性が理解でき,同意する	治療の必要性が理解でき,同意する						
							病状が理解でき,治療に臨める	病状が理解でき,治療に臨める	病状が理解でき,治療に臨める	病状が理解でき,治療に臨める
										外来通院を受け入れられる
移動食事	移動	入院 循環器内科	⇒	⇒		⇒	⇒	⇒	⇒	⇒
	食事	昼 常食 1400	⇒	⇒	午後手術の場合も朝から禁食	⇒	⇒	⇒	⇒	⇒
					帰室後,1時間後より食事摂取可 術後より飲水可					
治療	処方	内服薬,中止薬の確認								
	注射		21：00 生食注(500 mL プラボトル)「光」	05：00 生食注(500 mL プラボトル)「光」	13：00 生食注(500 mL プラボトル)「光」		05：00 生食注(500 mL プラボトル)「光」			
		18：00 生食注(20 mL)「大塚」			21：00 生食注(500 mL プラボトル)「光」		13：00 生食注(500 mL プラボトル)「光」			
		ソルデム 3A輸液 (500 mL)[ソリタT3号後発品]	ソルデム 3A輸液 (500 mL)[ソリタT3号後発品]	ソルデム 3A輸液 (500 mL)[ソリタT3号後発品]			ソルデム 3A輸液 (500 mL)[ソリタT3号後発品]			
		ノボ・ヘパリン注 5千単位(5 mL瓶)	ノボ・ヘパリン注 5千単位(5 mL瓶)	ノボ・ヘパリン注 5千単位(5 mL瓶)			ノボ・ヘパリン注 5千単位(5 mL瓶)			
	処置	挿入	剃毛	バルーンカテーテル挿入		バルーンカテーテル抜去				
				創部消毒		創部消毒	創部消毒	創部消毒		
検査	検査	血算一式 血液像 網赤血球数 PT D-ダイマー Na・K・Cl UN クレアチニン UA TP アルブミン 総ビリルビン 直接ビリルビン ALP γ-GTP AST (GOT) ALT (GPT) LDH BNP CRP		血算一式 血液像 PT APTT D-ダイマー Na・K・Cl UN クレアチニン UA TP アルブミン 総ビリルビン γ-GTP AST (GOT) ALT (GPT) LDH 血液ガス・動脈 血液ガス・静脈 CRP	血液ガス・動脈 血液ガス・静脈	血算一式 血液像 PT APTT D-ダイマー Na・K・Cl UN クレアチニン UA TP アルブミン 総ビリルビン γ-GTP AST (GOT) ALT (GPT) LDH グルコース CRP				
	画・治			血管撮影 循環器内科 肺動脈/カテーテル治療	ポータブル 胸腹部 胸部1R/胸部坐位	ポータブル 胸腹部 胸部1R/胸部坐位				
	生理検査	12誘導心電図								
リハビリ	リハビリ	6分間歩行試験 リハビリ室にて6分間歩行試験を実施								
看護	看護指示	清潔：シャワー浴可(下肢穿刺予定の場合,鼠径部除毛)	出棟時間： 移動方法： 同意書： 中止薬： 食待ち： 点滴： 血ガスラベル： 帰室後の病棟： ※鼠径穿刺の場合バルーン挿入の有無： 除毛確認： 検査後おにぎり又はパンに変更： 麺禁入力： ※ICU入室時内服薬準備： 入室物品準備：	出棟時主治医をコールする		尿道カテーテル抜去後トイレ洗面可,初回歩行付き添い				
文書	文書	入院診療計画書,手術同意書・説明書,患者説明用紙							退院証明書,退院療養計画書,IDカード,次回外来予約票	

37

3 PTPA中の手技手順

1. 穿刺アプローチからシース挿入

　本項では著者らの施設におけるPTPA時の穿刺からシース挿入までの流れ，使用する器材について解説する．血管内治療全般にいえることだが，円滑な手技を行ううえで，アプローチ部位選択・穿刺・シース選択と挿入は，基本として重要である．

1 アプローチ部位の選択

　実際の穿刺アプローチ部位としては大腿静脈または内頚静脈が選択されうる．図1に大腿静脈アプローチと内頚静脈アプローチによるPTPA用シースとガイディングカテーテルの位置の違いを示す．

　著者らの施設では，手技時のカテーテル操作の簡便性，術者の被曝量軽減の観点より，アプローチの第一選択は大腿静脈としている．ただし，下大静脈フィルター留置後，深部静脈血栓症の残存，中枢側に器質化血栓が存在する場合には内頚静脈アプローチを選択している．個々の患者に合わせ，アプローチ部位を適切に選択することが重要である．

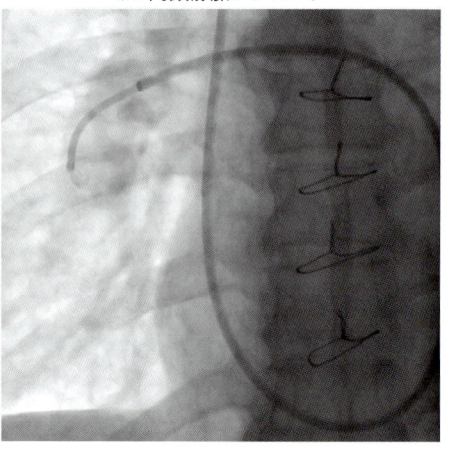

図1　アプローチ部位によるPTPA用シースとガイディングカテーテルの位置の違い
a：**大腿静脈アプローチ**．標的血管までの蛇行が少なく，カテーテル操作を行いやすい．
b：**内頚静脈アプローチ**．蛇行のため，カテーテルのトルク性が下がることがあるが，中枢病変を治療する際には，右室下壁にシースが接着し強力なバックアップを得られることがある．

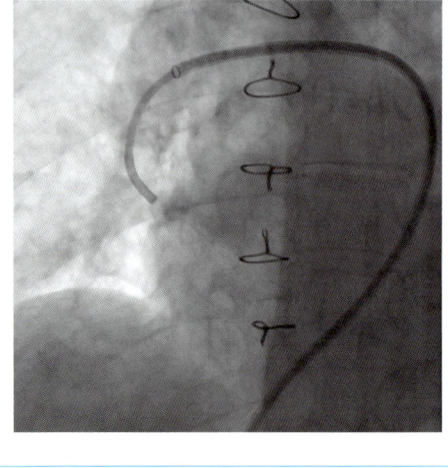

なお，他施設ではルーチンに内頸静脈アプローチを選択している場合もあり，必ずしもどちらのアプローチ部位の有用性が高いとはいえない．各術者の適切な判断が求められる．

a 大腿静脈アプローチ

長所）1. 穿刺が比較的容易である．
　　　2. カテーテル操作が経大腿動脈冠動脈インターベンションと同様に行える．
　　　3. 放射線管球から術者までの距離が，内頸静脈アプローチの際より遠い．
　　　4. 標的血管までの蛇行が少なく，カテーテル操作を行いやすい．
短所）1. 患者の血行動態，右心系の解剖学的構造によっては右心カテーテルや治療用ガイディングカテーテルを肺動脈内に導くことが困難な場合がある．
　　　2. 中枢側に血栓がある際にバックアップが取りづらい場合がある．

b 内頸静脈アプローチ

長所）1. 右心カテーテル，治療用カテーテルを容易に肺動脈内に導くことが可能である．
　　　2. 中枢側に血栓がある際には右室壁へ対面が接するため，バックアップを取りやすい．
短所）1. 動脈誤穿刺の際，重篤な合併症に移行する危険性がある．
　　　2. 術者と放射線管球との距離が近づき，術者被曝量が増加する．
　　　3. カテーテル操作にある程度の習熟を要する．PTPA手技中に，ワイヤーやバルーンカテーテルの操作をする術者と別に，シースやガイディングカテーテルを安定させるための術者が必要となる場合がある．
　　　4. 手技中に患者顔面をシース挿入部と反対側に向ける必要があり，長時間の手技では患者の負担が大きい．また，局所麻酔の効果が切れた際に痛みが大きい．
　　　5. 標的血管までの蛇行が強いため，カテーテルのトルク性が下がることがある．

2 穿刺

　大腿静脈，内頸静脈アプローチともにセルジンガー法での穿刺とシース挿入（まずは右心カテーテル用ショートシースの挿入）を行っている．大腿静脈穿刺はランドマーク法で行うが，内頸静脈穿刺については安全性を考慮しエコーガイド法を用いている（図2）．

3 PTPA用シースの選択

　著者らの施設では大腿静脈アプローチと内頸静脈アプローチのいずれの場合も，PTPA用シースとして7〜8 Frの80 cmロングコイルシースを用いている（図3）．
　ロングコイルシースを選択する理由は，穿刺部位より治療対象血管である肺動脈区域枝

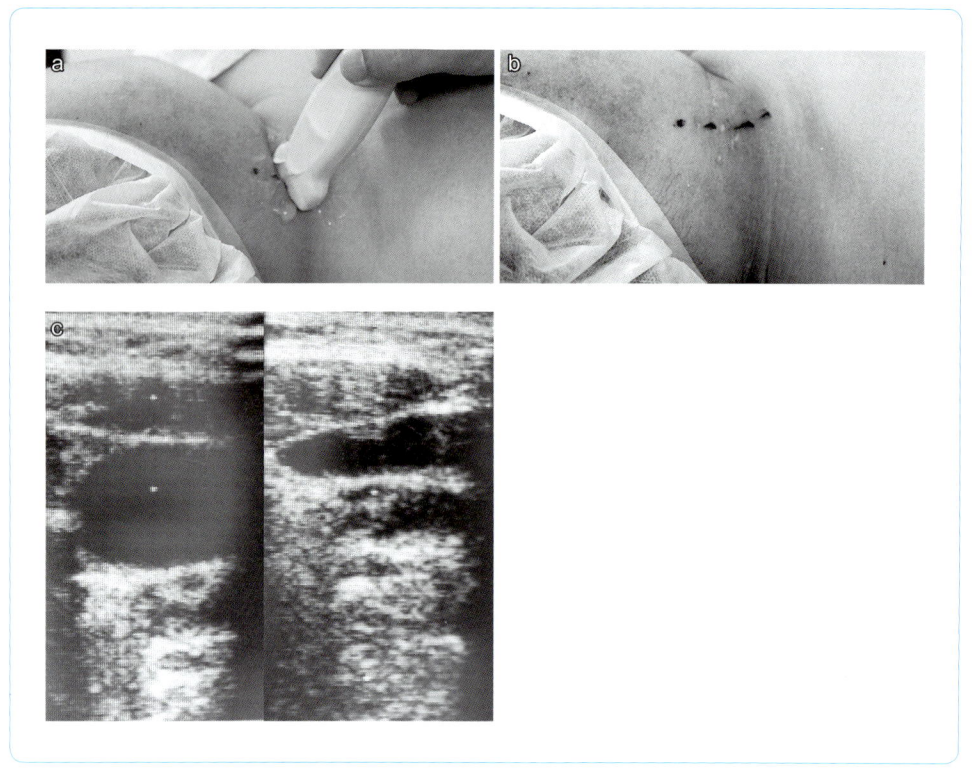

図2 エコーガイド法による右内頸静脈穿刺
a：患者に左方向を向いてもらいエコーで内頸静脈を確認する．90°近くまで左方向を向くと静脈と動脈が重なり，むしろ穿刺しづらくなることがあり 45〜60°程度が適切である．
b：1ヵ所ではなく，内頸静脈の走行に従い，鎖骨上までマーキングしていく．マーキングに沿って穿刺を行う．
c：内頸静脈はプローブで圧迫して"つぶれ"を認めることで確認できる．

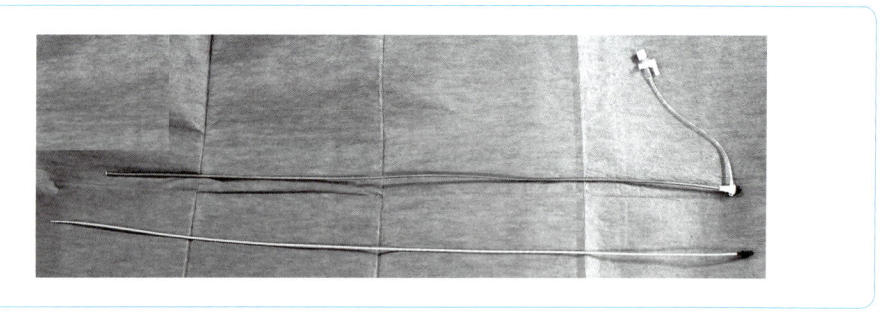

図3 PTPA用シースとして使用しているロングコイルシース
　　　（Super Arrow-Flex® シースイントロデューサーセット）
耐キンク性に優れ，肺動脈内でも良好なガイディングカテーテル操作を実現する．

までは大静脈→右房→右室→右室流出路→肺動脈幹という蛇行する経路を通るため，ショートシースとガイディングカテーテルでの組み合わせでは，カテーテル操作に難渋するためである．また，通常のロングシースでは，蛇行のためにキンクする（ねじれ曲がる）

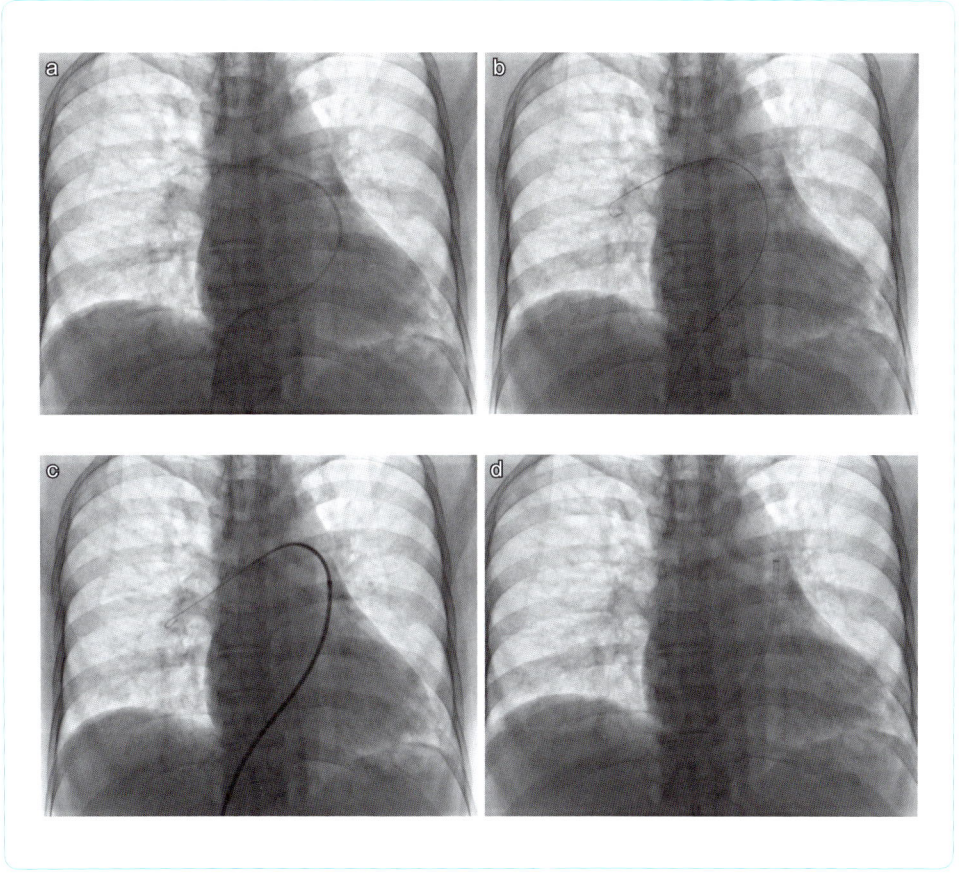

**図 4　PTPA 開始時に通常行っている穿刺後の右心カテーテル検査から
　　　　PTPA 用ロングコイルシース挿入までの一連の流れ**
a：通常の右心カテーテル検査（圧測定など）を行い，右心カテーテル（バルーンウェッジカテーテル）を肺動脈内に残す．
b：右心カテーテルの内腔より，ロングスプリングワイヤーを挿入し，カテーテルと右心カテーテル用シースを体外へ抜去する．
c：ロングスプリングワイヤーに沿って PTPA 用ロングコイルシースを挿入していく．
d：ロングコイルシース先端が肺動脈幹内まで挿入される．

恐れがあり，耐キンク性に富んだロングコイルシースを用いることにより，カテーテル操作は円滑に行うことができる．さらにロングコイルシースを肺動脈内に留置することにより，ガイディングカテーテルの交換が容易に行える利点がある．

　ただし，他施設では，ロングコイルシースではなく，末梢血管用の別のロングシース（ペアレントプラス®など）を PTPA 用シースとして使用する場合もあり，適宜術者の判断による選択が求められる．

　著者らが PTPA 開始時に通常行っている，PTPA 用シース挿入までの一連の流れを示す（図4）．まず，選択した穿刺部位より 6 Fr ショートシース（右心カテーテル検査用シース）を挿入する．その後 6 Fr バルーンウェッジカテーテルを用いて通常の右心カテーテル検査（圧測定など）を行う．次に，バルーンウェッジカテーテルは左右肺動脈内に残し

ておき，内腔より 0.035 inch のロングワイヤー（著者らの施設では 260 cm のロングスプリングワイヤーを使用）を挿入する．ワイヤーの先端が肺動脈内にあることを確認し，バルーンウェッジカテーテルおよびショートシースを抜去する．その後，ワイヤーに沿って 7～8 Fr のロングコイルシース（PTPA 用シース）を肺動脈内に留置する．PTPA 用シース先端を肺動脈本幹または分枝後の左右各肺動脈主幹部内まで挿入しておくと，PTPA 手技中に安定性とバックアップが得られる．

経皮的冠動脈形成術や経皮的血管形成術などの血管内治療において一定の技術を有した術者であれば，若干の特殊な器材は含まれているものの，PTPA 用シース挿入までは安全かつ容易に行うことができ，次項以降の PTPA の円滑な手技成功を達成できるものと考える．

> **ここがポイント**
> - 適切なアプローチ部位（大腿静脈または内頸静脈）を選択し，安全に穿刺する．
> - PTPA 用シースは，著者らの施設では 7～8 Fr 80 cm ロングコイルシースを用いている（他施設では末梢血管用の別のロングシースを PTPA 用に用いる場合もあり，適宜術者の判断による）．
> - 右心カテーテル検査後に 260 cm のロングスプリングガイドワイヤーを用いて右心カテーテルとショートシースを抜去して PTPA 用ロングコイルシースを挿入する．
> - PTPA 用ロングシースの先端を肺動脈本幹または分枝後の左右各肺動脈主幹部内まで挿入する．

（志村亘彦）

3 PTPA中の手技手順

2. ガイディングカテーテルとガイドワイヤーの選択と操作

　肺動脈の解剖は複雑であるため，PTPAにおけるガイディングカテーテルの選択は治療の成功・不成功を決定する重要な因子であり，標的血管に応じて，形状・サイズを適切に判断する必要がある．操作に関しては，それぞれの標的血管にエンゲージしやすい透視角度と位置が存在するため，一定の習熟が必要である．ガイドワイヤーは当然ではあるが病変形態によって決定される．以下に著者らの施設でのガイディングカテーテルおよびガイドワイヤーの選択と操作を紹介する．

1 ガイディングカテーテルの種類

　著者らが使用しているガイディングカテーテルは，通常の経皮的冠動脈インターベンション percutaneous coronary intervention（PCI）に用いる6～8 Frのガイディングカテーテルである．区域枝や亜区域枝をターゲットとする際には6～7 Frで十分治療可能であるが，より中枢の血管を治療する際には，血管径が大きく，大口径のバルーンが必要であるため，8 Frガイディングカテーテルの使用を考慮する．カテーテル形状については後述するが，左右のJudkins型もしくはmultipurpose型を用いることが多い．

2 ガイディングカテーテルの選択および操作

a 左右肺動脈の選択

　PTPA用ロングシースを主肺動脈本幹まで挿入後，ガイディングカテーテルと0.035 inchガイドワイヤーを用いて治療対象となる左右肺動脈主幹部の選択を行う（図1）．
　まず透視を見ながら，ワイヤー越しにシースからガイディングカテーテルを第二カーブから3～4 cm程度出し，一度ワイヤーはガイディングカテーテル内に戻す．その後，透視を確認しながら，気管分岐部より数cm下までガイディングカテーテル先端を引き戻す．ガイディングカテーテルは，大腿静脈アプローチ・内頸静脈アプローチの場合ともに，時計方向に回すと右肺動脈へ向きやすく，反時計方向に回すと左肺動脈に向きやすい．再度ガイドワイヤーを進め，ワイヤー越しにガイディングカテーテルを進める．その後，ガイディングカテーテルに沿ってシースをより深く進めて安定させる．
　ガイディングカテーテルが押し戻されることがあるが，深吸気での操作で多くの場合は

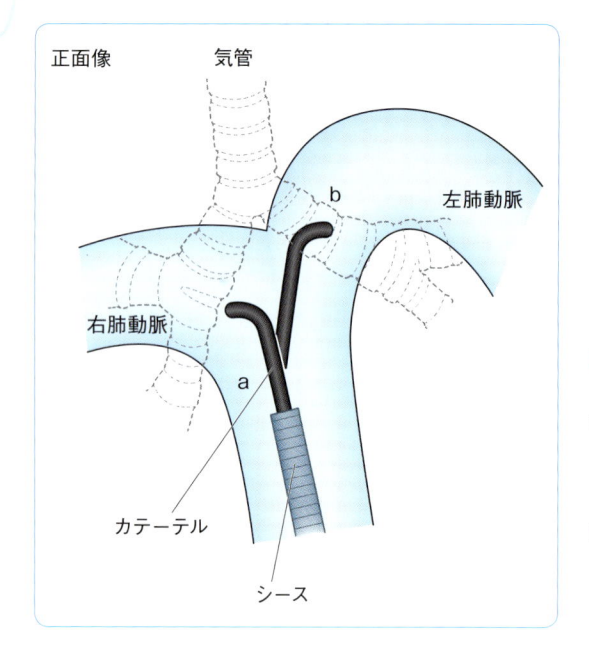

図1 ガイディングカテーテルの左右肺動脈主幹部の選択方法
a：**右肺動脈の選択**．正面像で気管分岐部直下にカテーテル先端を位置させる．時計方向回転を加えると右肺動脈へカテーテル先端が向くため，ガイドワイヤーを内腔より挿入する．
b：**左肺動脈の選択**．左肺動脈を選択する際には，反時計方向回転を加え，ガイドワイヤーを挿入する．解剖学的に左肺動脈は気管支をまたぐため，右肺動脈より上方に位置することの理解が重要である．

解決する．それでもガイディングカテーテルが進まないときには，0.035 inch スプリングガイドワイヤーと親水性ガイドワイヤーを2本使用すると進みやすくなる．同軸性が保たれていれば，シースをある程度先行させても問題はない．

すべてのカテーテル形状で左右の肺動脈の選択は可能だが，操作性はJudkins右型が最も良好である．また8 Fr Judkins左型を使用した場合，デリバリーの際に，そのカーブ形状が大きいため難渋することがある．その場合は0.035 inch スプリングワイヤーもしくはスティフワイヤーを先行させ，反時計方向にトルクをかけながら進めるとスムーズに肺動脈へと導ける．

b 肺動脈区域枝の選択

PTPAの治療対象血管の多くは肺動脈の区域枝や亜区域枝，一部のより末梢病変であり，基本的には区域枝に的確にガイディングカテーテルをエンゲージさせることが重要である．

左右肺動脈の選択と同様に，ガイディングカテーテルの操作は，右肺動脈では時計方向回転，左肺動脈では反時計方向回転を基本とすると操作しやすい．また，区域枝の選択は，右肺動脈ではLAO view，左肺動脈ではRAO viewが基本となる．これらの基本viewで操作することで，ガイディングカテーテルを回転させる方向が理解しやすくなる．また，基本viewを使用してワイヤリングも行う．肺の前方へ向かう血管，すなわちA3，A4，A5，A8は基本viewに加えcranial viewを加えると，区域枝を分離して視認しやすくなる．

また，シースとガイディングカテーテルを一塊として動かすと，安定して操作が可能に

表1 各肺動脈区域枝における標準的な使用ガイディングカテーテルと working view

血管	使用カテーテル	working view
右肺動脈		
A1, A3	Judkins右型	正面像, LAO30°
A2	Judkins右型	正面像, RAO 30°
A4, A5	Judkins左型	RAO30°
A6	Judkins右型	正面像, LAO30°
A7	Judkins左型	正面像, RAO30°
A8, A9, A10	Judkins右型	正面像, LAO30°, RAO30°
左肺動脈		
A1＋2	Judkins右型	正面像
A3	Judkins左型	正面像, RAO30°
A4, A5（舌区）	Judkins左型	RAO30°
A6	Judkins右型	正面像, LAO45°
A8, A9, A10	Judkins右型	正面像, LAO45°, RAO30°

前方に灌流するA3, A4, A5, A8はエンゲージ後に適宜cranial像を追加すると灌流域が長く確認できる．

なることが多い．シースの基本的な位置は，ガイディングカテーテルの第一カーブの5cmほど手前である．理由はシースを前後することにより，カーブの形状を変化させられるためである．以下に，各々の区域枝に対して使用するガイディングカテーテルおよび透視角度や操作について概説する．

また表1に，各肺動脈区域枝における標準的な使用ガイディングカテーテルとworking viewを整理して示す．

● 右肺動脈区域枝の選択的造影

図2に右肺動脈区域枝のそれぞれの選択方法（イメージ像）を示す．

右A1, A2, A3, A6

右上葉枝（A1～A3）をエンゲージする際に，ガイディングカテーテルの基本操作は時計方向回転を原則とする．右肺動脈主幹部は肺動脈本幹より分枝してからすぐ存在するため，反時計方向回転をかけると容易に左肺動脈方向にカテーテルが向かうからである．

ガイディングカテーテルの形状はJudkins右型が適している．正面像で右肺動脈中間部～下葉までガイディングカテーテルを誘導し，時計方向回転をかけながら引いてくるとA2もしくはA6にエンゲージする．さらにカテーテルを引いてくると，A1またはA3にエンゲージする．A1とA3は共通幹となっていることが多く，上方に向かうA1方向にカテーテルが向くことが多い．そこから前方に存在するA3方向にガイディングカテーテル先端を向ける場合は，先ほどかけた時計方向回転から反転させるとよいため，LAO 30°viewで反時計方向にゆっくりと回転させて前方へ向かうA3を選択する．

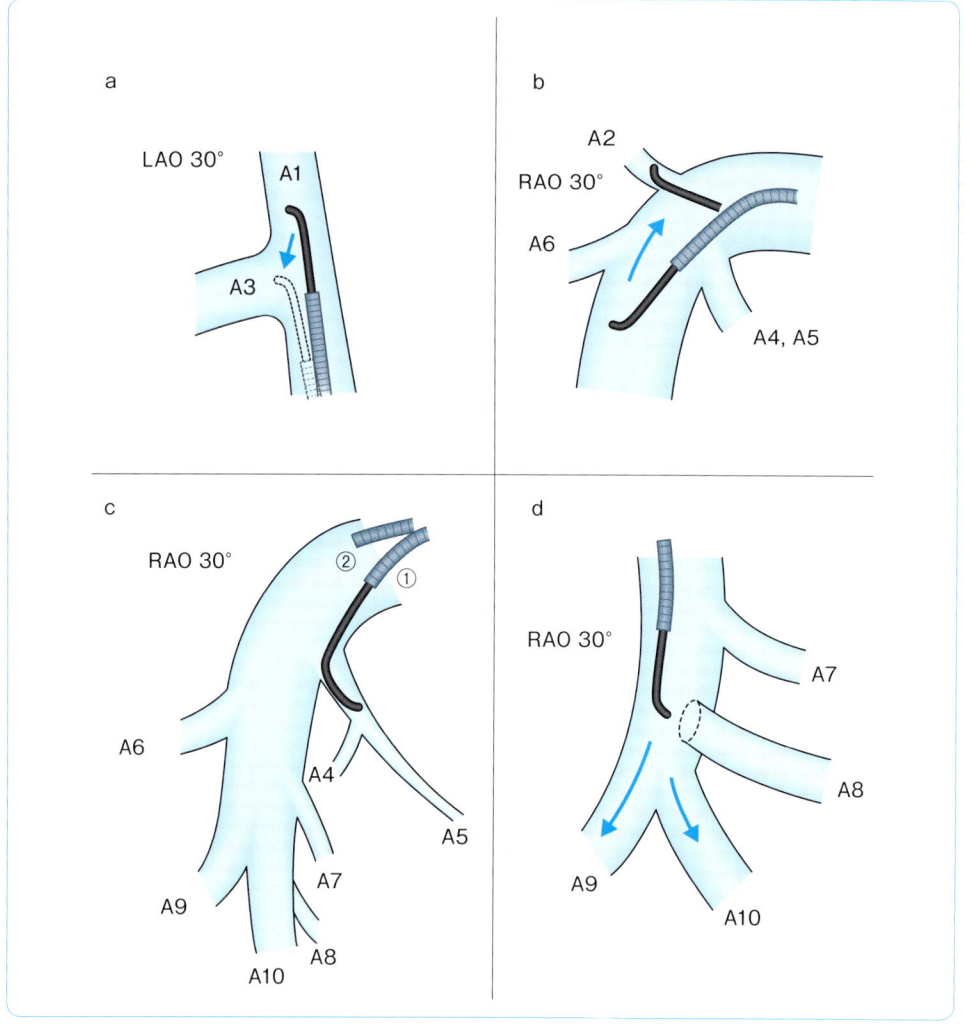

図2　ガイディングカテーテルの右肺動脈区域枝の選択方法

a：**右A1, A3の選択**．上葉枝にエンゲージ後，LAO 30°でA1とA3をしっかり分離することが重要である．上方へ向かう血管がA1，前方へ向かう血管がA3である．A1にエンゲージ後，A3を選択するときに反時計方向回転をかける．

b：**右A2, 右A6, 上葉枝の選択**．正面像で行う．下葉枝でカテーテルに時計方向回転をかけ先端を上方に向ける．その後プルバックしてくるとA6 → A2 →上葉枝とエンゲージする．

c：**右A4, A5の選択**．RAO 30°で前方へ向かう血管がA4, A5である．A4は肺外側，A5は肺前方へ向かう．①の位置にシースがある場合はJudkins右型で選択が可能だが，②のように肺動脈の大弯側にシースがある際にはJudkins左型またはmultipurpose型が必要となる．

d：**右A7, A8, A9, A10の選択**．正面像，RAO 30°，LAO 30°で選択する．基本操作として，時計方向回転を加えると肺前方（A8方向），反時計方向回転を加えると肺後方（A10方向）にカテーテル先端が向く．A7はA8のやや上方かつ内側に位置する．

右A4, A5

　Judkins右型で多くの場合は治療可能であるが，主肺動脈本幹〜右肺動脈主幹部がかなり拡張している場合など，区域枝にガイディングカテーテルのカーブが届かずエンゲージできない場合がある．その際は，曲がりの強いJudkins左型もしくはmultipurpose型を使用することもある．

通常は主肺動脈本幹から時計方向回転をかけて右肺動脈に誘導する場合，ガイディングカテーテル先端は右肺動脈前方に向かうため，そのまま進めるとA4およびA5にエンゲージすることが多い．

また，ガイディングカテーテル先端が下葉枝まで到達している状態からA4やA5へのエンゲージを狙う場合には，カテーテルが前方に向くことが確認しやすいRAO 30°を基本角度とし，下葉枝から時計方向に回転をかけ前方に向けながら引いてくるとA4もしくはA5にエンゲージする．A4へのエンゲージはガイディングカテーテルの先端方向に向けてロングシースを進めると，カテーテルの第一カーブがなくなることによって自動的にA4方向へカテーテル先端が向きやすい．A5へは逆にシースを引き戻すことによりカテーテル先端がA5に向きやすい．

カテーテルのエンゲージ後の造影ではcranial viewをかけると，前下方に向かうA4やA5をより長く視認できる．

右A7, A8, A9, A10

ガイディングカテーテル先端を下葉枝領域まで誘導し，時計方向に回転させると先端は下肺前方A8方向へ向かい，A8より下方で時計方向に回転させるとA9にエンゲージする．また，反時計方向に回転させると下肺後方A10に向かう．Judkins右型が最も操作しやすいが，下葉枝の中で最も内側に分枝するA7の選択にはJudkins左型を使用しないと届かないこともある．患者の個人差も大きいため，著者らの施設では3章1項 (p.96) で詳述の肺動脈3D構築画像を確認しながら最適なworking viewで位置関係を確認しながら操作している．

● 左肺動脈区域枝の選択的造影

左肺動脈は解剖学的に主肺動脈本幹から分かれた後，左気管支をまたいで下行する．いずれのカテーテルを使用しても，後方の分枝であるA6に向かうが，特にJudkins右型を使用した場合ではA6に選択的に入ることが多いため，入り過ぎないように注意すべきである．A6から下葉枝の方向にガイディングカテーテルを誘導してからの操作が必要である．図3に左肺動脈区域枝のそれぞれの選択方法（イメージ像）を示す．

左A1+2, A3

下葉より反時計方向回転をかけながら引いてくるとA4+A5を通過した後にA1, A2方向に入る．A1, A2に関してはJudkins右型を使用した方が操作は容易である．A3は大きく前方に向かうため，A4+A5を選択した後にそのまま反時計方向回転をかけながらプルバックすればエンゲージ可能であるが，近位部から分枝する場合ではJudkins右型ではエンゲージ困難な場合も多い．エンゲージ困難な場合は，ガイディングカテーテルの形状をJudkins左型やmultipurpose型に変更することも考慮する．しかし，特に左肺動脈上葉枝のエンゲージはガイディングカテーテルが右心系を通過した直後で，心拍による動きが

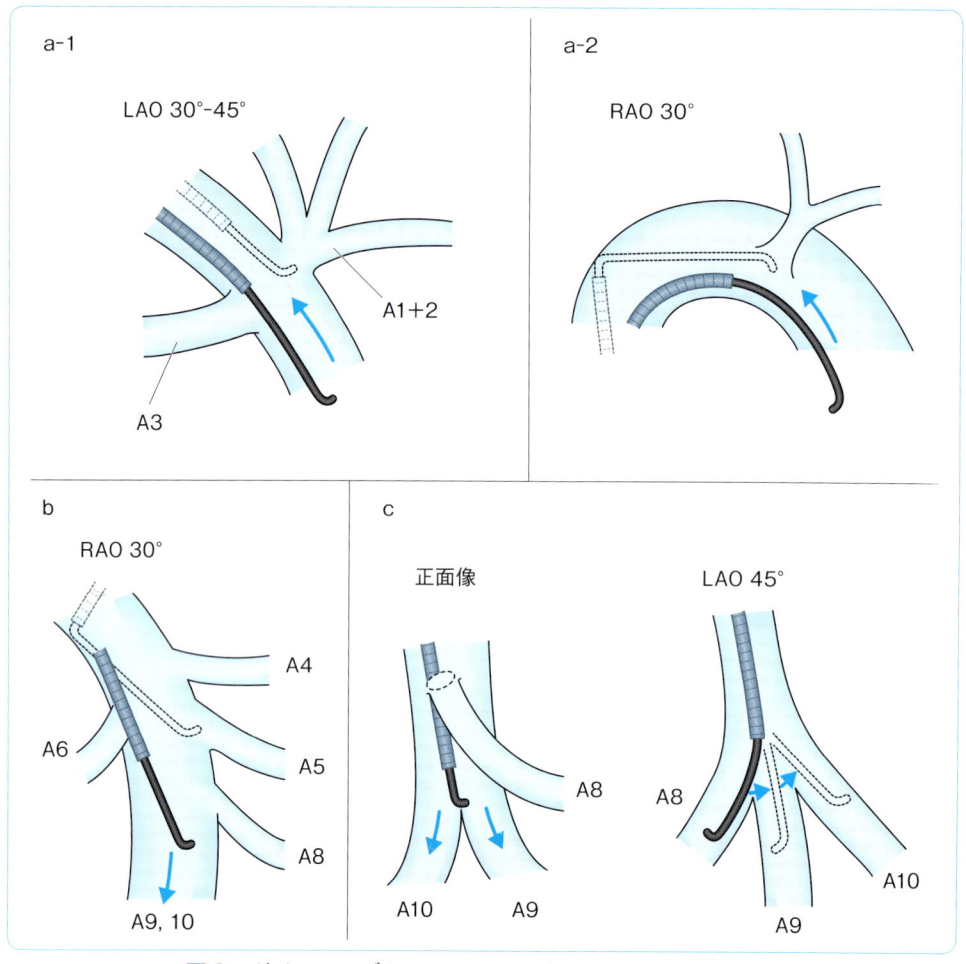

図3　ガイディングカテーテルの左肺動脈区域枝の選択方法

a-1：左A1, A2の選択．LAO 30°-45°で行う．下葉枝より反時計方向回転を加えながらプルバックするとA1, A2方向へカテーテルがエンゲージする．

a-2：左A3の選択．RAO 30°で操作するとA3入口部が確認しやすい．シースをカテーテル先端へ進めながら反時計方向回転を加えるとエンゲージする．

b：左A4, A5, A8の選択．RAO 30°で行う．肺前方に向かう血管がA4, A5, A8である．下葉枝から反時計方向回転をプルバックを行う．

c：左A8, A9, A10の選択．正面像，LAO 45°で選択する．基本操作として反時計方向回転を加えると肺前方（A8），時計方向回転を加えると肺後方（A10）にカテーテル先端が向く．

大きくバックアップを取るのが難しい部分であるため，すぐにカテーテルが脱落してしまうなど，合併症発生時に対処するのが困難な部分と理解すべきである．

左A4, A5（舌区枝）

　左肺動脈舌区枝は前方に向かうため，カーブ曲率の大きなJudkins左型が適している．下葉枝からプルバックしてエンゲージするのが基本操作である．反時計方向回転をかけながら引いてくる．RAO 30°を基本角度とするとカテーテルが前方へ向いていることが確認できる．3D像で確認すると理解しやすいが，A4とA5の分離は特に正面cranial viewが適している．

> 左 A6

　多くの場合，左肺動脈へガイディングカテーテルを誘導する際に選択的に入ることが多い．下葉からプルバックしてエンゲージを試みる際には，RAO 45°で時計方向に回転させるとエンゲージする．

> 左 A8, A9, A10

　左肺動脈下葉枝へのガイディングカテーテル誘導の基本操作は，まず後方の A6 からカテーテルを引き外し，Judkins 右型もしくは左型のカーブを使用して，下葉方向に 0.035 inch ガイドワイヤーの通過を試みることである．3D-PAG で下葉枝の分枝方向を確認すると理解しやすいが，通常は反時計方向に回転させ左肺動脈に通過させたカテーテルを時計方向に戻すと下葉枝方向に向きやすい．基本 view は A6 と下葉枝の分離を行うために LAO 45°で確認するのが通常である．0.035 inch ガイドワイヤー通過後にガイディングカテーテル，シースの順番で下葉枝に通過させる．その後前方の A8 には反時計方向，A10 には時計方向をかけて選択することが多い．A9 は A10 通過後に反時計方向に回転させると操作を行いやすい．

3　ガイドワイヤーの選択と操作

　PCI をはじめとするインターベンションに習熟している術者であれば，病変部のワイヤリングに難渋することは少ないと思われる．ただし，末梢血管構造の情報が得られない pouch defect や慢性完全閉塞病変 chronic total occlusion（CTO）といった病変形態は難易度が上がるため避け，末梢血管構造が確認しやすい webs & bands や abrupt narrowing を優先的に治療すべきである．解剖学的に肺動脈末梢は胸膜面直下まで灌流するため，ガイドワイヤーも胸膜面直下まで通過させることが望ましい．

　通常の PCI と同様に，0.014 inch のフロッピーワイヤーを使用する．病変のほとんどは，器質化血栓が再疎通した "lotus-root like structure" や "honeycomb like structure" と称され，多くの隔壁で隔てられた多腔構造を呈している．その細かな隔壁内を通過させる際には，通過性を重視しポリマーワイヤー（Cruise®）を第一選択としている．ポリマーワイヤーを肺動脈末梢まで通過させる場合には，当然血管損傷に注意しなければならない．

　また，著者らの施設では全例にマイクロカテーテル（東海メディカル社製 Prominent® 135 cm，1.8/2.6 Fr，GOODMAN 社製 Mogul® など）を用いたワイヤー操作を行っている．理由としては，肺動脈の解剖ゆえにガイディングカテーテルのみではワイヤリングに必要なバックアップが期待できないこと，また肺動脈内圧測定のためプレッシャーワイヤーのワイヤー交換を行う際に便利であることの 2 点が挙げられる．

pouch defect や CTO に対して，スティフワイヤーや tapered ワイヤーを使用する場合もあるが，難渋することや不成功に終わることも多く，合併症のリスクも高まる．また，PCI と異なり，肺動脈治療ではシステム全体が右心系を一度通過するため，心拍動によるガイディングカテーテルの動きが大きく，バックアップが困難な血管も存在する．バックアップが不十分な血管における PTPA は，合併症発生時に bail-out することが困難である．PTPA の目的は有効肺血管床の確保であり，治療困難な病変以外を治療対象とするだけでも十分な効果が期待できるため，1 本の血管に固執しないことも重要である．

また区域枝の中枢や左右肺動脈本幹を治療するため，大口径のバルーンを使用する際には 0.018 inch やそれ以上のガイドワイヤーも選択されうる．

ここがポイント

- ガイディングカテーテルは 6〜7 Fr Judkins 型もしくは multipurpose 型を基本とする（中枢側の血管径がより大きい部位を治療する場合は 8 Fr も考慮）．
- 治療成功のために，左右肺動脈区域枝の分枝や灌流範囲の理解が大切であり，CT やローテーショナル 3D 肺動脈造影などで肺動脈を立体的に理解する必要がある．
- ガイディングカテーテル操作は，大腿静脈アプローチと内頸静脈アプローチのいずれも，右肺動脈では時計方向回転，左肺動脈では反時計方向回転を基本とし，区域枝分枝を理解しやすい透視角度 view で操作を行う．
- 肺動脈末梢は胸膜直下まで灌流するため，有効な拡張を得るためにガイドワイヤーはできるだけ胸膜直下まで通過させることが望ましい（ただし，深く進め過ぎることによる末梢穿孔には十分注意を）．
- ガイディングカテーテルのバックアップが不良な状態での PTPA は，合併症をきたした際に bail-out できない可能性があるため避ける．

（志村亘彦，石黒晴久）

3 PTPA中の手技手順

3. 治療病変の選択法
―造影所見による病変形態分類を含めて―

　PTPAで肺動脈圧を正常レベルまで改善し，症状を著明に改善させ，さらには在宅酸素療法からの離脱を目指すためには，多数存在する器質化血栓病変による肺動脈閉塞をバルーン拡張によって解除する必要がある．肺高血圧症による症状が出現するようになるには，すでに6割以上の肺動脈血管床が障害されていることが必要で，両肺動脈併せて計18～19区域，区域枝からはさらに2本以上の亜区域枝を分枝しており，多くの症例で各10ヵ所以上の治療対象病変を有している．

　一度にすべての病変を治療することは，使用造影剤量や被曝線量の観点，覚醒状態で患者が耐えうる時間などから困難である．また後述するように，肺高血圧症が重度な時期に広範囲な再灌流を行うと重篤な再灌流性肺水腫を合併するリスクが高まるため[1]，安全性の観点からも，肺高血圧症の重症度に応じて1セッションごとに治療血管数を計画することが重要である．

　PTPAでは，再灌流直後には肺動脈圧は通常下がらないため[2]，肺高血圧が重度な初期のセッション時には合併症回避のために治療血管数を制限する必要があり，少ない治療血管数で効率的に安全に肺動脈圧を下げていくために，治療病変の選択に際して，以下の3点に留意することが重要である．

> **ここがポイント　治療病変選択のポイント**
> ① 閉塞病変部の造影所見．
> ② 各セッション時の肺高血圧症の重症度．
> ③ 肺血流シンチグラフィの血流欠損区域．

1 閉塞病変部の造影所見

　CTEPHの器質化血栓病変は，造影所見の特徴から**表1**のように5つに分類されている（**図1～5**）．

　このうちintimal irregularitiesは，他の4つの病変のように血管内腔を狭窄させる病変ではないため，通常はバルーン拡張治療の対象にならない．ガイドワイヤー通過の難易度や病変部より末梢の血管の情報が得られるため，webs & bandsやabrupt narrowingは，complete obstructionsやpouch defectsと比べてPTPAの成功率は高く，かつ手技に

第 2 章　PTPA の実践 ―手順・コツとトラブル対処―

表 1　CTEPH の病変形態分類

病変分類	病変形態の概説
webs & bands	webs 病変は一部造影不鮮明な部分として，bands 病変は血管の長軸方向にスリット状造影欠損像として描出
abrupt narrowing	病変部から末梢血管の急激な先細り像
complete obstructions	わずかに micro channel が描出されているものの，ほぼ完全閉塞になっている病変
pouch defects	micro channel の描出を認めず，辺縁も滑らかな完全閉塞病変
intimal irregularities	主幹部レベルの肺動脈に付着した壁在血栓を反映した描出像

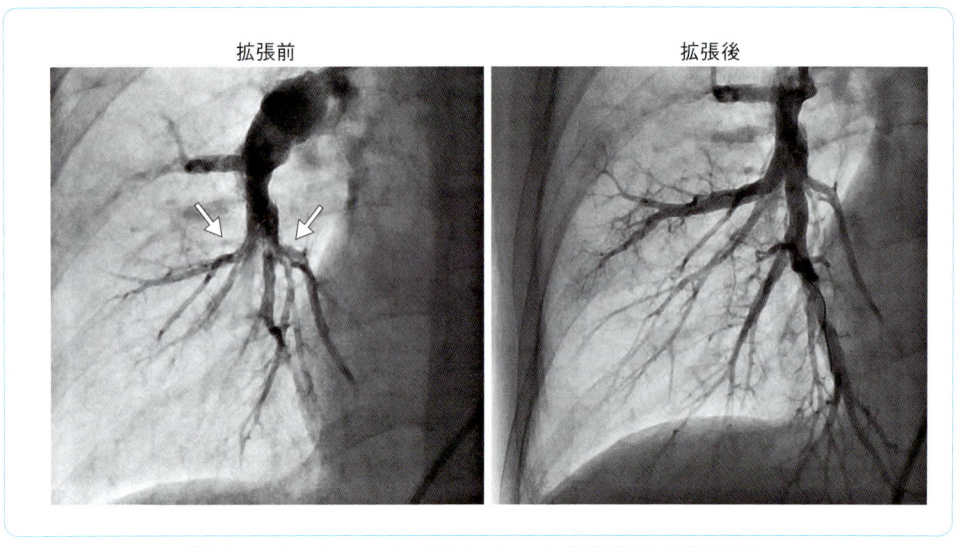

図 1　webs & bands 病変のバルーン拡張前後の造影画像
矢印で示した血管内に造影不良部を認める．webs 病変は一部造影不鮮明な部分として，bands 病変は血管の長軸方向にスリット状造影欠損像として描出される．

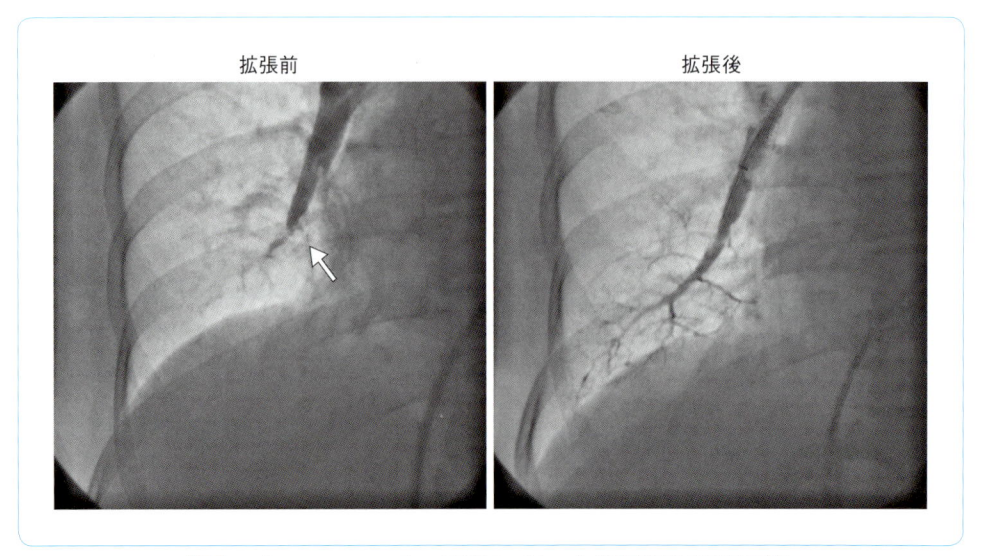

図 2　abrupt narrowing 病変のバルーン拡張前後の造影画像
矢印で示した部分が病変部．病変部から急激に末梢血管は先細り状に造影されている．

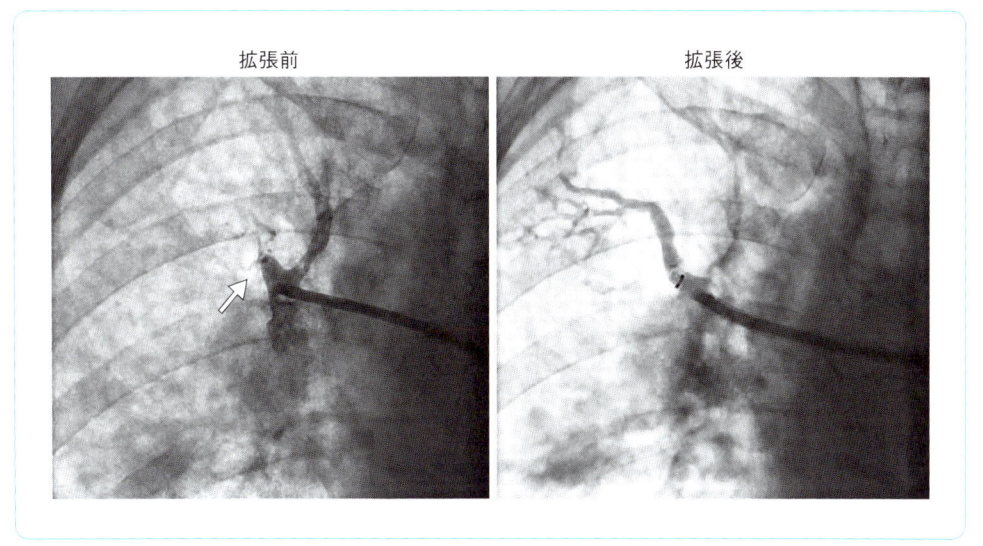

図3 complete obstruction 病変のバルーン拡張前後の造影画像
矢印で示した部分が病変部．わずかに micro channel が描出されている．

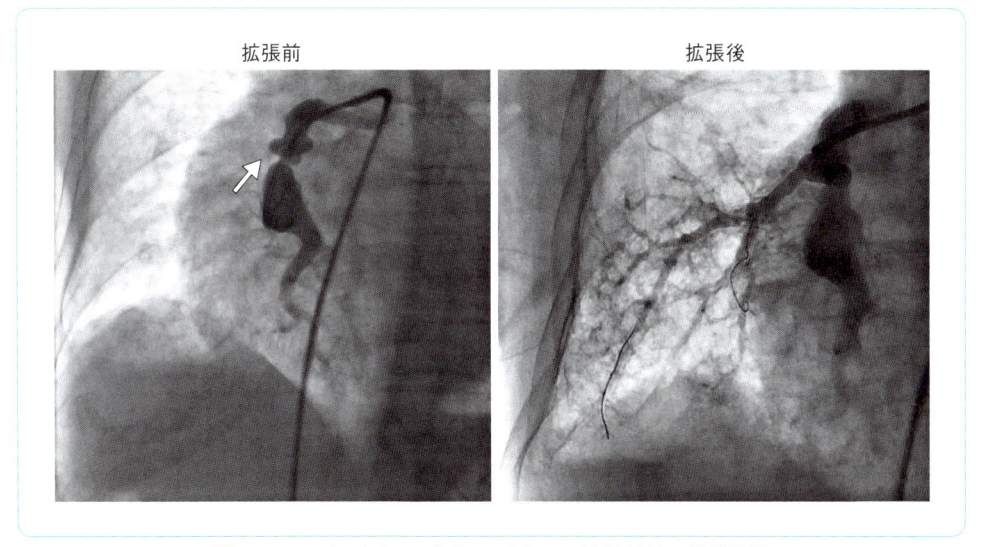

図4 pouch defect 病変のバルーン拡張前後の造影画像
矢印で示した部分が病変部．わずかな micro channel も認めない．

起因するワイヤー穿孔などの血管損傷のリスクが低い．

　そのため，基本的には webs & bands や abrupt narrowing といった病変をまず選択して治療していくことが，安全かつ確実に効率的に肺高血圧症を改善していくことにつながる．

　なお，pouch defects は micro channel も完全に消失した病変であり，先端荷重の重いガイドワイヤーで病変部を貫通させる必要のある最も難易度の高い病変で，著者らの施設では成功率 50～60％程度である．PTPA の経験数が少ない施設では，PTPA 手技に熟練するまでは避けるべきであり，治療上 pouch defect 病変の再灌流が必要な症例では，PTPA 経験の豊富な施設への紹介が推奨される．

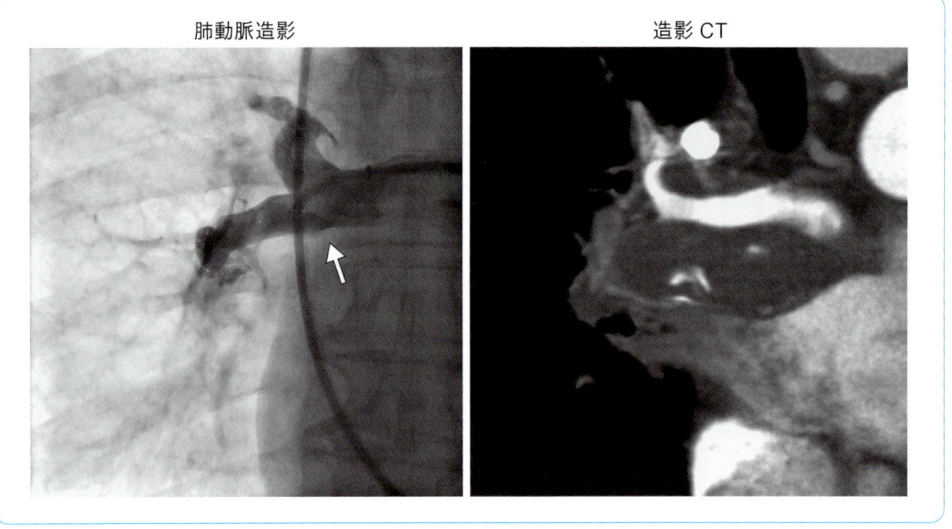

図5　intimal irregularities 病変の造影画像
主幹部レベルの肺動脈に付着した壁在血栓を反映した造影所見．造影CT画像では，右肺動脈造影時の矢印と一致した部分（右肺動脈主幹部下方）に多量の器質化血栓を認める．

2　各セッション時の肺高血圧症の重症度

　肺高血圧症が重度の時期に，血管穿孔や肺動脈破裂などによる肺出血をきたすと，容易に低酸素血症が増悪し，人工呼吸器管理や経皮的人工心肺装置を要する事態にまで全身状態が急激に悪化するリスクがある．そのため，特に肺高血圧症が十分に改善していない初期のセッション時には，complete obstruction や pouch defects などの難度が高く血管損傷のリスクが高い病変治療は極力避け，webs & bands 病変を中心に行っていくことが肝要である．セッション数を重ねていくことで，血行動態は確実に改善していくため，呼吸状態にも余力があるレベルまで改善してから，必要時には complete obstruction などの完全閉塞病変の治療を行う．具体的には，著者らの施設の経験から，平均肺動脈圧30〜35 mmHg 以下まで改善するまでは complete obstruction などの完全閉塞病変の治療を控える．このように，肺高血圧症の重症度に応じて治療病変を選択していくことが，安全に治療を進めていくうえで重要である．

3　肺血流シンチグラフィでの血流欠損区域

　肺血流シンチグラフィでは，相対的にどの区域の血流が低下しているかが把握できる．初期セッションにおいて，少ない治療血管数で効果的に肺高血圧症を改善していくためには，最も血流が低下している区域を選択することで効率的に治療を行っていくことができる（図6）．
　肺血流シンチグラフィで同程度の血流低下を複数認める場合には，生理的に下葉領域の血流は上葉領域に比べて多いため，下葉をまず選択するとより効率的である．なお，左右で同

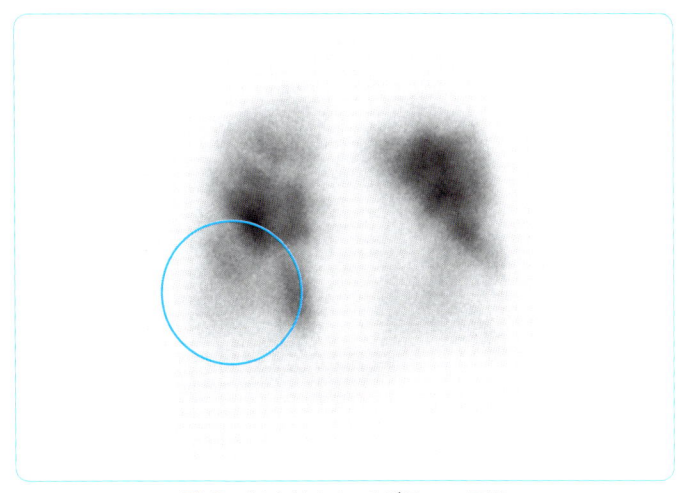

図6 肺血流シンチグラフィ画像
他の区域と比べて右下葉（A8〜A10）の血流が相対的に低下していることがわかる（○印内）．血流低下区域を優先的に治療すると，効率的な肺動脈圧低下が得られる．

程度の血流低下を認める場合には，右肺のほうが上下葉いずれも区域枝の分離が容易であり，ガイディングカテーテルのエンゲージもやや容易であるため，右肺を選択するとよい．

> **ここがポイント**
> - 病変の選択は，まず webs & bands もしくは abrupt narrowing を優先的に選択し，確実にかつ安全に再灌流を成功させる．
> - complete obstructions や pouch defects は，上記に比べて成功率が低く，血管合併症などのリスクも高いため，平均肺動脈圧 30〜35 mmHg 以下まで改善した場合に必要時のみ治療を検討する．
> - 効率的かつ効果的に肺動脈圧を下げていくために，肺血流シンチグラフィをガイドとして，血流低下区域を優先的に治療する．
> - 肺血流シンチグラフィで同程度の血流低下区域が複数存在する場合は，下葉＞上葉，右肺＞左肺，の順に優先度を考慮して治療する．

（伊波　巧）

参考文献

1) Inami T, et al.：Pressure-wire-guided percutaneous transluminal pulmonary angioplasty：a breakthrough in catheter-interventional therapy for chronic thromboembolic pulmonary hypertension. JACC Cardiovasc Interv. 7：1297-1306, 2014.
2) Kataoka M, et al.：Percutaneous transluminal pulmonary angioplasty for the treatment of chronic thromboembolic pulmonary hypertension. Circ Cardiovasc Interv. 5：756-762, 2012.

3 PTPA 中の手技手順

4. 肺動脈造影所見：肺血管造影分類 pulmonary flow grade（PFG）

　PTPA に限らず，血管に対するカテーテル治療を行う場合に，治療対象血管内での造影剤の流れの状態から，血流障害の程度を評価することは，治療を円滑に安全に行うためにも，治療対象病変のエンドポイントの推定のためにも，重要なことである．

　冠動脈の血流の程度を評価する指標としては，TIMI 分類がよく知られている[1]．しかしながら，肺血管に対しての血流の程度を評価する指標は，従来定義されていなかった．そこで著者らのグループは，肺血管の造影所見を世界初で提唱することとし，肺血管造影分類 pulmonary flow grade（PFG）と名付けた（**表 1**）[2]．

　PFG は，肺動脈区域枝または亜区域枝レベルでのカテーテル選択的造影の場合に有効である．ただし，肺動脈の本幹や左右肺動脈中枢部にカテーテルを留置しての肺全体または片肺全体を対象とした肺動脈造影においては，各肺動脈区域枝や亜区域枝の造影の程度を正確に評価するのは困難なため，正確に PFG を分類することは難しい場合が多い．よって，基本的には，PFG は PTPA における各対象血管の治療前後のカテーテル選択的造影において用いられる．

　代表的な PFG 分類ごとの造影所見を以下に示す（**図 1**）．静止画ではわかりにくいが，ポイントになる点をご理解いただきたい．

表 1　肺血管造影分類 pulmonary flow grade（PFG）

grade	定　義
0	**肺動脈の造影がきわめて不良な場合** 病変部を超えて造影されてこない．または，病変部を超えてわずかに造影されるものの，その造影がきわめて不良である．病変部を超えてわずかに造影されても末梢側灌流血管床までは造影されてこない．治療後の"No-Reflow"現象についても grade 0 に含むものとする
1	**肺動脈の造影が制限される場合** 病変部を超えて造影されるが，病変遠位部の造影遅延を伴う．また，末梢側灌流血管床は造影不十分である
2	**肺動脈の造影は良好だが肺静脈の造影が制限される場合** 肺動脈は病変部を超えて末梢側灌流血管床まで明らかな遅延なく造影されるが，末梢側灌流血管床の造影は一部不十分であり，肺静脈の造影が制限されている．すなわち，肺静脈の造影はきわめて不良または造影遅延を伴う
3	**肺動脈と肺静脈ともに良好に造影される場合** 肺動脈は病変部を超えて末梢側灌流血管床まで明らかな造影遅延なく造影され，末梢側灌流血管床の造影も制限なく良好であり，さらに引き続いて肺静脈も遅延なく造影される

（Inami T, et al.：JACC Cardiovasc Interv, 725-736, 2013 より）

図1 PFGの具体例

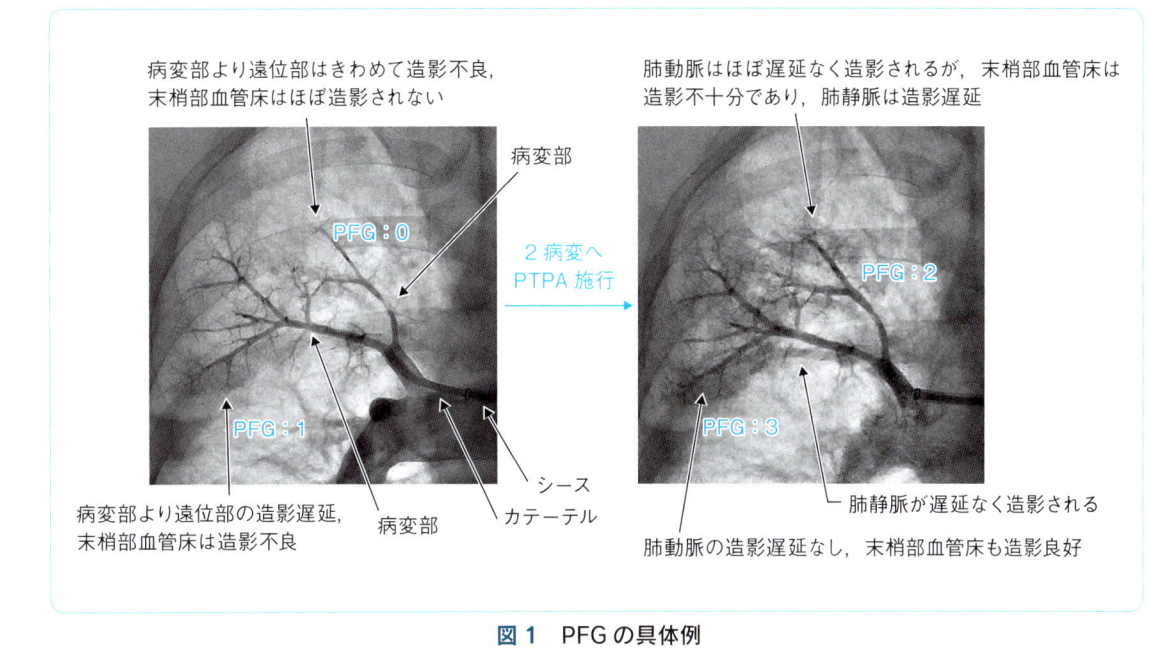

表2 PTPA前後の治療血管のPFGごとの血管数分布

肺血管造影分類 pulmonary flow grade (PFG)	PTPA前の治療対象血管数（％）	PTPA後の治療対象血管数（％）
0	187 (35.6)	26 (5.0)
1	275 (52.4)	33 (6.3)
2	62 (11.8)	100 (19.0)
3	1 (0.2)	366 (69.7)

(Inami T, et al.：JACC Cardiovasc Interv, 725-736, 2013より)

　なお，PTPAでの治療対象血管がPFGではどのような分布をしており，PTPA後にどの程度PFGが変化しているかを，著者らのチームの自験例に基づいて以下に示す（表2）．PTPA治療前の対象血管のうち約85％がPFG 0または1であり，PTPA後により約70％の対象血管がPFG 3を達成していた．

　またPFGは，PTPA治療前後における血行動態の改善の程度を予測する有効な指標になるとも考えられる（図2）．著者らの自施設データでは，PTPA治療における複数回セッションでの総PFG点数の変化は，治療前後における肺血管抵抗や平均肺動脈圧の変化率［（治療前データ-治療後データ）/治療前データ］と良好な相関関係を示すことが明らかとなった．

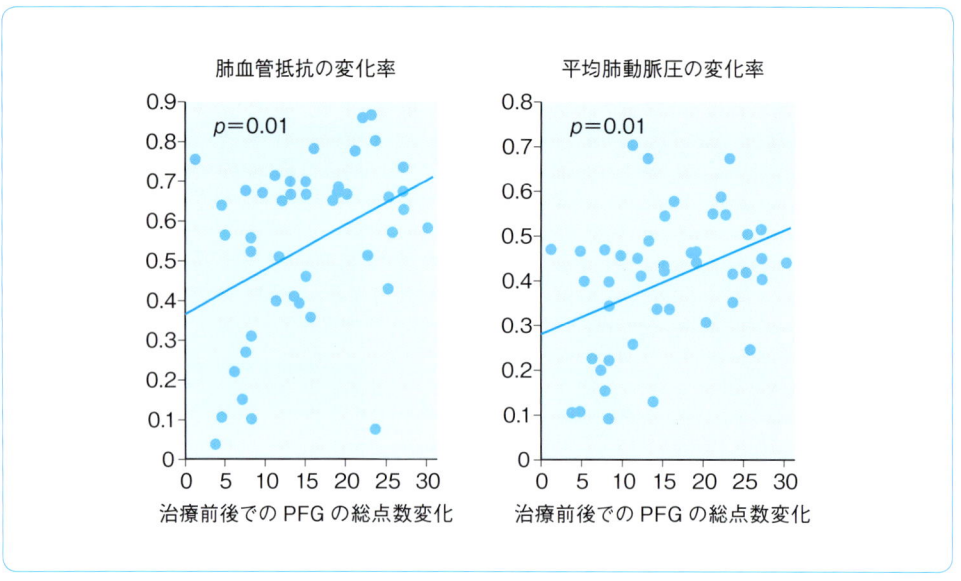

図2 PFG の総点数変化と血行動態の変化の相関図

(Inami T, et al.：JACC Cardiovasc Interv, 725-736, 2013 より)

> **ここがポイント**
>
> 冠動脈の造影分類である TIMI 分類においても grade 0 から 3 に分類される．しかし，PFG の grade 0 から 3 は，TIMI 分類とは異なる．TIMI 分類では冠動脈の造影が遅延なく良好に造影される状態を grade 3 としているが，PFG では肺動脈が遅延なく造影される状態が grade 2 以上であり，肺静脈まで良好な造影が確認できる状態を grade 3 と定義している．これは，次項 (p.59) にて詳述のように，肺血管においては，肺動脈だけではなく肺静脈の血流の程度も重要なためである．

(片岡雅晴)

参考文献

1) Sheehan FH, et al.：The effect of intravenous thrombolytic therapy on left ventricular function：a report on tissue-type plasminogen activator and streptokinase from the Thrombolysis in Myocardial Infarction (TIMI Phase I) trial. Circulation. 75：817-829, 1987.

2) Inami T, et al.：Pulmonary edema predictive scoring index (PEPSI), a new index to predict risk of reperfusion pulmonary edema and improvement of hemodynamics in percutaneous transluminal pulmonary angioplasty. JACC Cardiovasc Interv. 6：725-736, 2013.

3 PTPA中の手技手順

5. 各病変の拡張エンドポイント
― pressure wire やアンギオをガイドとした実際 ―

著者らのチームは，PTPAの施行に際して，病変部の同定，および肺水腫を回避した安全な手技の施行の両面から，プレッシャーワイヤー pressure wire を用いる手技がきわめて有効であることを報告した[1]．

プレッシャーワイヤーは，先端部で圧を感知できる機能があり，病変遠位部の圧を測定することができる．冠動脈疾患治療でのPCIではすでにプレッシャーワイヤーの有用性が普及している．著者らは，プレッシャーワイヤーをルーチンでガイドワイヤーとして使用したPTPAを施行する場合が多く，その有用性を実感している．

1 プレッシャーワイヤーを用いたPTPA手技の流れ

著者らのチームでは，プレッシャーワイヤーとしてPrimeWire Prestige® (Volcano Corporation, Rancho Cordova, California) を使用しているが，他社製品も販売されている．シース挿入，ガイディングカテーテルによる治療対象肺動脈造影後に，プレッシャーワイヤーをガイドワイヤーとしてbareで，またはマイクロカテーテル (2.6-F, Finecrossなど) を用いてターゲット病変の末梢までワイヤリングする．

病変によっては，プレッシャーワイヤーでは通過困難な場合が多く，その場合には，まずは0.014 inchのワイヤー (Cruise®など) で病変部を通過させ，その後，マイクロカテーテルを用いてプレッシャーワイヤーへワイヤー交換する．

マイクロカテーテル抜去は，著者らはトラッピング法を用いる場合が多い．具体的には，プレッシャーワイヤーを固定してマイクロカテーテルをガイディングカテーテル内まで引いた後に，2.5 mmほどのバルーンをガイディングカテーテル内で8気圧程度の拡張を行い，プレッシャーワイヤーをトラッピングすることによって，マイクロカテーテルを抜去する．

以後，バルーンカテーテルの挿入などのPTPA手技は，プレッシャーワイヤーをガイドワイヤーとして使用して手技を継続する．

> **ここがポイント** **プレッシャーワイヤーの有用性①**
> 造影でははっきりしない病変でも，病変部の同定がしやすい．

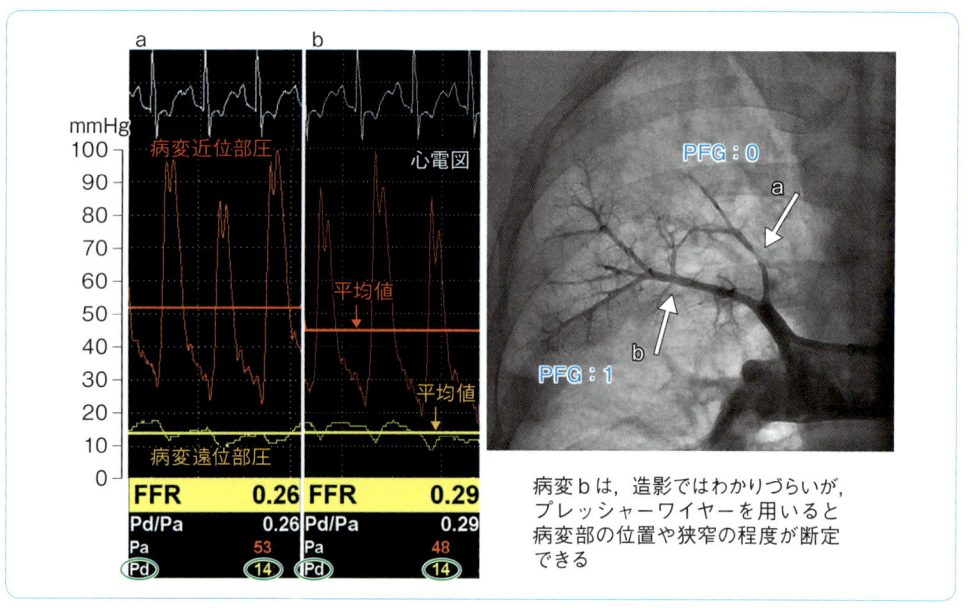

図1 プレッシャーワイヤーを用いた病変部の近位部と遠位部の圧測定
Pa＝病変近位部の平均肺動脈圧，Pd（緑色囲みあり）＝病変遠位部の平均肺動脈圧，FFR＝pressure ratio（病変近位部と遠位部の圧の比率，Pd/Paで計算される数値）．
(Inami T, et al.：JACC Cardiovasc Interv, 1297-1306, 2014 より)

　図1ではプレッシャーワイヤーが病変部の同定に有用である具体例を示す．図1において，病変aと病変bの2つの病変が存在しており，それぞれ肺血管造影分類PFGは0と1であった．病変aは，病変部（矢印aの位置）が造影で明らかに高度狭窄しており，病変部の位置が造影によって同定しやすい病変である．その一方，病変bは実際には矢印bの位置に病変が存在するが，病変部が造影上は明らかな狭窄ではなく，造影だけでは病変部を同定することは難しい．しかし，造影上のPFGは1であり，病変が存在することは明白である．このような場合にプレッシャーワイヤーは有用である．病変bの存在する血管末梢部までプレッシャーワイヤー先端を進めることによって，図1に示されるように病変bの存在する血管のpressure ratio（FFRと表示される数値）は0.29であり，病変bの位置が造影上はっきりしなくても，病変aの存在する血管（pressure ratio 0.26）とほぼ同程度の血流障害が存在することが実証される．さらに，病変bの存在する血管の末梢部からプレッシャーワイヤーをゆっくりと引いてきた場合には，プレッシャーワイヤー先端で検出される圧が最も大きく変化する場所が，最も有意な病変が存在する場所であると同定可能である．

　CTEPHにおける肺動脈の病変は，冠動脈の病変とは異なり，別項（p.101）のOCTを用いた病変形態にて詳述されるように，有意狭窄が存在しても造影だけでははっきりと同定することが難しい病変も散在する．そのような病変の存在や位置を正確に同定するうえで，プレッシャーワイヤーはきわめて有効なツールとなる．

ここがポイント　プレッシャーワイヤーの有用性 ②

造影上の PFG とプレッシャーワイヤーで測定される pressure ratio が相関する．

　また，前項（p.56）にて解説した PFG と，プレッシャーワイヤーにて検出された各病変における病変近位部と遠位部の圧の比率（pressure ratio）の相関を図 2 に示す．図 2 は 493 個の病変において，PTPA によるバルーン拡張の前後にて 891 回の pressure ratio の測定と造影による PFG の判定を行い，そのデータに基づいた図である．図 2 に示されるように，PFG と pressure ratio は強い相関を示すことが明らかとなった．

　各 PFG における pressure ratio 分布中間値は，

PFG 0 → pressure ratio 0.20

PFG 1 → pressure ratio 0.30

PFG 2 → pressure ratio 0.60

PFG 3 → pressure ratio 0.90

という結果であった．

　これらの結果より，"pressure ratio が 0.8 以上であれば PFG 3 を得ることができる"，といえる．よって，PTPA 実施中の各病変に対する拡張エンドポイントとしては，手技中にプレッシャーワイヤーにて表示される pressure ratio が 0.8 以上となる，または，造影での PFG 3 を得ることが目標となる．

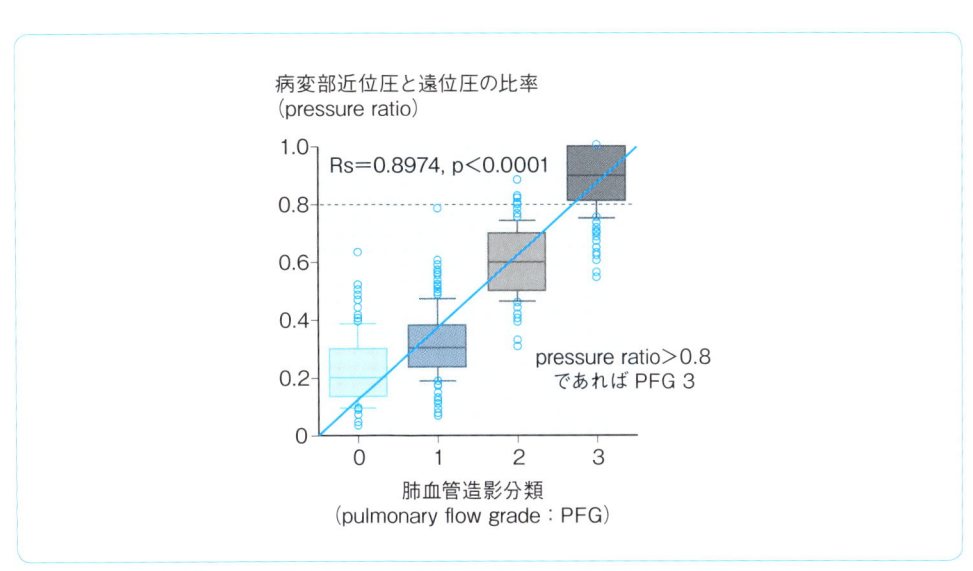

図 2 病変部近位圧と遠位圧の比率 vs. 肺血管造影分類の相関関係

（Inami T, et al.：JACC Cardiovasc Interv, 1297-1306, 2014 より）

> **ここがポイント　プレッシャーワイヤーの有用性 ③**
>
> 病変遠位部にかかる圧を調整することによって，肺水腫合併を回避した安全なPTPA施行が可能になる．

　PTPAの術後に注意すべき重要な合併症が，"肺水腫"である．

　著者らのチームは，2009年より日本でPTPAを開始するにあたり，PTPAが世界中のどの施設でも同じレベルで安全に施行可能な手技となって広く世界へ普及することを目標として掲げ，肺水腫回避のための主観的および客観的新規指標の開発に取り組んできた．

　主観的指標としては，造影での血流状態を定量化するPFGを用いて計算される肺水腫予測点数化指標 pulmonary edema predictive scoring index（PEPSI）（p.67にて詳述）が肺水腫回避に有効である．一方，客観的指標としては，プレッシャーワイヤーを用いて測定される病変遠位部圧モニタリングが肺水腫回避に有効である．

　PTPA術後肺水腫発症のメカニズムは，いまだ詳細には解明されてはいないが，術後の炎症性メディエータの亢進，サイトカイン放出，バルーン拡張自体による血管壁の障害など，多くのメカニズムが考えられる．しかし，まず間違いなく予想されるメカニズムは，病変部遠位部の低圧環境に置かれている肺組織に対して，治療によって急激に近位部の高圧が加わることによる再灌流性肺障害である．

　肺高血圧症の定義は，安静時平均肺動脈圧25 mmHg以上とされるため，病変の程度にもよるが，CTEPH患者の病変遠位部の肺組織はそのほとんどが正常圧である平均25 mmHg以下の状態に保たれており，病変の進行によって，病変近位部が高圧になっているものと考えられる．PTPAによる病変拡張によって，病変近位部の高圧が急激に末梢部に加わると再灌流性肺障害となるため，この再灌流性肺障害を抑制するためには，ある一定以上の高圧が急激に肺組織に加わるのを避けることが有効であると考えられる．

　Feinsteinらは，2001年の論文報告にて，術前の平均肺動脈圧が35 mmHg以上である場合に，術後肺水腫の発生を認めたと報告している[2]．また，著者らの自験例では，術後に肺水腫を合併しなかった症例での，術前の平均肺動脈圧は中間値で33 mmHgであったことを報告済みである[3]．これらのデータに基づき，著者らは，PTPA術中にプレッシャーワイヤーを用いて病変遠位部圧をモニタリングしながら手技を進め，病変遠位部平均圧が常に35 mmHg以下を保つように，病変部を広げすぎないようバルーン拡張の程度を調整することによって，肺水腫を完全回避することが可能ではないか，と仮説を立てた．

　"PEPSI"に関する項にて詳述するが，著者らのチームは，各セッションにおけるPEPSIスコアを一定以下（35.4点以下）に保ち，かつ，各病変治療の際にプレッシャーワイヤーでの病変遠位部平均圧が35 mmHg以上を超えないようにバルーン拡張を調整することによって，直近約150セッションにおいて，臨床的に問題となるような肺水腫の合併率0％と，肺水腫の完全回避に成功している．

ここがポイント　ポイントのまとめ

各病変の治療目標は，プレッシャーワイヤーで測定されるpressure ratio が0.8以上，または造影上のpulmonary flow grade（PFG）3を達成すること．

↓

ただし，肺水腫や血管合併症をなるべく回避して，安全にPTPAを施行するためには，

↓

治療エンドポイントは，① 各セッション：PEPSIスコアが35.4点以内でセッション終了する，② 各病変：プレッシャーワイヤーで検出される病変遠位部平均圧が35 mmHg以内になるようにバルーン拡張を調整する．

↓

よって，バルーン拡張後にプレッシャーワイヤーでの病変遠位部平均圧が35 mmHgに近接した場合には，pressure ratio 0.8以上や造影上のPFG 3を達成していなくとも，いったんその病変の治療は打ち切り，次の病変へ移行する．

↓

次回以降のセッション時に，さらに病変近位部圧が低下していた際には，いったん打ち切った病変の追加治療が再度可能になる．

↓

最終的に，複数セッションを重ねた後に，肺高血圧からの離脱（平均肺動脈圧25 mmHg以下）を目指す．

（片岡雅晴）

参考文献

1) Inami T, et al.：Pressure-wire-guided percutaneous transluminal pulmonary angioplasty：a breakthrough in the catheter-interventional therapy for chronic thromboembolic pulmonary hypertension. JACC Cardiovasc Interv. 7：1297-1306, 2014.
2) Feinstein JA, et al.：Balloon pulmonary angioplasty for treatment of chronic thromboembolic pulmonary hypertension. Circulation. 103：10-13, 2001.
3) Inami T, et al.：Pulmonary Edema Predictive Scoring Index（PEPSI）, a new index to predict risk of reperfusion pulmonary edema and improvement of hemodynamics in percutaneous transluminal pulmonary angioplasty. JACC Cardiovasc Interv. 6：725-736, 2013.

3 PTPA中の手技手順

6. バルーンの選択とバルーン拡張

1 PTPAにおけるバルーン拡張

　CTEPHに対するカテーテル手術はバルーン拡張により行われる．冠動脈インターベンションPCIで行われる方法とは異なり，PTPAによるバルーン拡張には長期的に良好な開存が認められる．CTEPHの大半で認められるアンギオ上のwebやbandといったhazyな狭窄病変を光干渉断層法（OCT）で観察すると"レンコン状（lotus-root-like structure）"や"蜂の巣状（huneycomb-like structure）"と呼ばれる多腔構造が主体であり，動脈硬化性疾患でみられる狭窄病変とは組織学的に異なることが影響していると考えられる．バルーン拡張の目的は上記のような病変の主体である多腔構造をバルーン拡張で崩し，末梢血流を改善させることである．

　これに対して急性肺血栓塞栓症では新鮮血栓が主体であるため，バルーン拡張による血流改善は期待できず，巨大な血栓を細かく破砕する破砕術や血栓吸引術がカテーテルにより限定的に行われている．

　冠動脈領域と異なり末梢用のバルーンの種類は非常に豊富である．他項に詳細は譲るが，PTPAは2001年の初期報告では0.035 inchワイヤーが使用されていた．現在，著者らの施設においては0.014 inchワイヤーとマイクロカテーテルで病変を通過させるため，0.014 inch対応のバルーンで拡張を行っている．使用されるバルーンは基本的にrapid exchange，ノンコンプライアントバルーンを選択しており，そのバルーンサイズなどからオーバーザワイヤーの製品しか存在しない場合や，バルーンのコンプライアンスについてもバルーンサイズにより限定される場合はその限りではない．また，CTEPHにおける病変において上記のようなwebやbandのような典型的な病変ではなく，いわゆる動脈疾患でみられるような，器質化血栓量が高密度な狭窄病変を認めることがあり，その際はcuttingバルーンなどのスコアリングデバイスがしっかり拡張するという点で有効な方法である可能性がある．しかし血管損傷の危険が高い可能性があり確定的な見解はなく，まずは通常のバルーンから選択し，症例ごとにイメージングデバイスや後述するような末梢圧較差などを参考に，最適なバルーン拡張を検討する必要があると考えられる．

2 使用されるバルーンのサイズ

　PTPA によるバルーン拡張は肺動脈区域枝に施行されるが，その適応は広がりつつある．肺動脈中枢型の CTEPH に対する PTPA 症例の報告があるように[1]，今後は外科手術に比べて低侵襲である PTPA が，これまで以上に適応を広げていく可能性がある．PTPA のバルーンサイズは，治療対象血管径が肺動脈区域枝末梢から中枢側まで幅広いために，1.5 mm 大の小径のものから 10 mm 以上のバルーンまで病変に合わせて幅広く使用されている．慢性完全閉塞を治療する際は，さらに小径のバルーンから順次サイズアップしていくこともある．長さについても病変に合わせて選択するため，10 mm 前後のものから 40 mm 長まで病変によって幅広く選択される．具体例を図1に示した．サイジングについては肺動脈造影所見のほか，他項に詳細は譲るが血管内超音波（IVUS），OCT が使用される．治療後は両領域において胸膜下まで良好な血流が改善している．

　これはあくまで印象ではあるが，IVUS で測定される血管径は，造影検査で測定される値よりもやや大きい傾向があり，器質化血栓の病変形態や血栓量を考慮せずそのまま IVUS によってバルーンサイズを決めるより，肺動脈造影により決定する方が過拡張となって合併症が生ずる頻度が少ないように思われる．

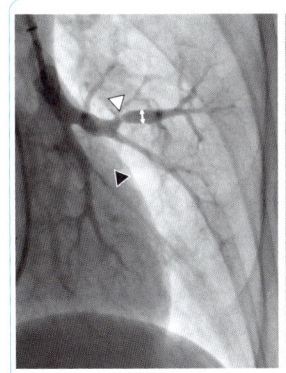

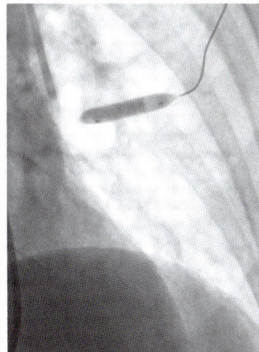

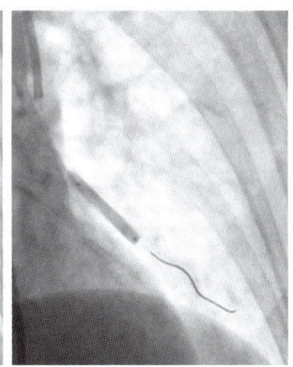

a：治療前　　　b：左 A8 に対する　　　c：左 A9 に対する　　　d：治療後
　　　　　　　　　バルーン拡張　　　　　　バルーン拡張

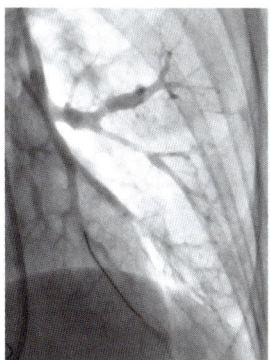

図1　PTPA におけるバルーン拡張の実際
治療前は A8 に狭窄病変（web や band：白矢印）と，A9 に完全閉塞病変（黒矢印）を認めている（a）．A8 の病変を末梢血管系（色矢印）に合わせて 5 mm で拡張している（b）．A9 は小径のバルーンから拡張し，その後に末梢血管系に合わせて 3 mm で拡張している（c）．両領域において胸膜下まで良好な血流が改善している．

ここがポイント　使用されるバルーン

① 基本は 0.014 inch ワイヤー対応の Rapid exchange 型．
② バルーンサイズはバルーン径 1.5 mm～10 mm×バルーン長 15 mm～40 mm と幅広く使用される．

3 バルーンの拡張時間

バルーンがスリップせずに均一に広がるまでバルーンを拡張させている．時間にすると10～30秒くらいであることが多く，一般的な末梢血管治療やPCIと類似するものと考える．

より良好な肺血流を得るための基本は血管造影所見と血管内イメージングを用いて対象血管径を参考に，圧較差の消失が得られ，肺動脈造影所見でpulmonary flow grade (PFG) 3の造影所見が得られるようにバルーンサイズを決定することである．しかし，これのみに注意していると肺血行動態が重症な症例の治療初期では，高い肺動脈圧が治療部位の末梢肺毛細血管に急激に加わり，肺障害をきたし再灌流性肺水腫が発症する危険がある．つまり，上記を基本としながらも患者の肺血行動態を十分に考慮して，治療対象血管のバルーン拡張のエンドポイントを考えなければいけない．この点が，PCIをはじめとした他の血管領域における狭窄病変に対する血管内治療と決定的に異なる点である．つまり，治療対象の血管のみをみると不十分拡張や，肺動脈造影所見の改善が不十分な状態でバルーン拡張を終了させる必要がある．詳細は前項に譲るが，肺水腫予測点数化指標PEPSIとプレッシャーワイヤーによる末梢圧のコントロールが再灌流性肺水腫の予防に重要であると報告されている[2,3]．PEPSIは肺血管抵抗と治療した区域枝毎に累積した造影所見のPFGの積により計算され，PEPSIが35.4を下回れば再灌流性肺水腫のリスクは低くなる．つまり，PVRが15 Wood単位を超えるような重症例では他項にあるようなPFGの改善を2.4未満（35.4÷15＝2.36）にしなければならない．治療対象血管のみをみると不十分な血行再建となるが，致命的となりうる再灌流性肺水腫の抑制を考慮するために必ず段階的な拡張を行っていかなければならない．

ここがポイント　合併症を最小限に，よりよい治療成績を得るためのバルーン拡張

バルーン拡張のエンドポイントは治療対象血管の拡張具合や肺動脈造影所見だけでは決まらない．肺高血圧症の重症度を考慮する必要がある．重要なのはPEPSIとプレッシャーワイヤーにより測定される肺動脈末梢圧である．

（田口浩樹）

参考文献

1) Ishiguro H, et al.：Percutaneous transluminal pulmonary angioplasty for central-type chronic thromboembolic pulmonary hypertension. JACC Cardiovasc Interv. 11：1212-1213, 2013.
2) Inami T, et al.：Pulmonary Edema Predictive Scoring Index (PEPSI), a new index to predict risk of reperfusion pulmonary edema and improvement of hemodynamics in percutaneous transluminal pulmonary angioplasty. JACC Cardiovasc Interv. 6：725-736, 2013.
3) Inami T, et al.：Pressure-wire-guided percutaneous transluminal pulmonary angioplasty：a breakthrough in catheter-interventional therapy for chronic thromboembolic pulmonary hypertension. JACC Cardiovasc Interv. 11：1297-1306, 2014.

3 PTPA中の手技手順

7. 肺水腫予測点数化指標PEPSIを用いたセッションエンドポイント

　PTPAの術後に注意すべき重要な合併症が，"肺水腫"である．2001年に米国からFeinsteinらによって報告された論文では，18名の患者へPTPAを施行し，うち11名（61%）が肺水腫を合併し，うち3名（17%）は重症肺水腫のため人工呼吸器管理が必要となり，うち1名（6%）は人工呼吸器管理下でも回復できずに術後1週間後に死亡と報告された[1]．このため，PTPAは60%以上の高確率で肺水腫を合併し，5%以上の死亡率を伴う手技であると考えられた．2001年の論文報告以降，本治療法がそれほど世界で普及してこなかった理由の一つとなっている可能性も否定できない．

　著者らのチームは，2009年より日本でPTPAを開始するにあたり，PTPAが世界中のどの施設でも同じレベルで安全に施行可能な手技となって広く世界へ普及することを目標として掲げ，肺水腫回避のための主観的および客観的新規指標の開発に取り組んできた．

　客観的指標としては，プレッシャーワイヤーを用いて測定される病変遠位部圧をモニタリングする方法が肺水腫回避に有効である（p.59にて詳述）．その一方，主観的指標としては，造影での血流状態を定量化する肺血管造影分類PFGを用いて計算される肺水腫予測点数化指標PEPSIが肺水腫回避にきわめて有効である[2]．

1. 肺水腫の重症度分類の定義

　PTPA術後肺水腫を回避するための取り組みとして，著者らは，まずは肺水腫の重症度を分類し，その定義を定めることとした．肺水腫と一言で表しても，X線でもわからない程度の臨床的に問題にならないものもあれば，人工呼吸器管理が必要となる重症なものまでさまざまなレベルが存在する．PTPA術後肺水腫を"完全回避"することは不可能としても，"臨床的に問題となる（対応が必要となる）状態の肺水腫を回避"することができれば，PTPAは各施設で安全に普及すると考えた．そのため，"臨床的に問題となるレベル"の肺水腫がどの程度の治療によってどの程度の確率で発症するかを見極めることが必要であった．

　著者らは，以下のようにPTPA術後肺水腫の重症度を定義した（表1）．

　これらの定義に基づいた肺水腫分類ごとの代表的な胸部X線および胸部CT画像を以下に提示する（図1）．

　表1の肺水腫重症度分類に基づくと，臨床的に有意な肺水腫はgrade 2以上のもの考えられる．そこで，著者らのチームの初期の140セッションのPTPA経験に基づき，grade 2以上の肺水腫を合併したセッションと，肺水腫を合併しなかったセッション

表1 肺水腫の重症度分類（classification of pulmonary edema）

grade	定　義
1	胸部X線にて明らかな肺水腫を示唆する所見を認めないもの（胸部CTではわずかに肺水腫所見を検出するものの，胸部X線でははっきりせず，臨床的な対応が不要な場合も含む）
2	胸部X線にて軽度の肺水腫を認めるが，数日間で自然改善するもの，対応としては酸素少量投与のみ適宜
3	胸部X線にて中等度の肺水腫を認め，対応に酸素マスク投与を要するもの
4	胸部X線にて中等度から重症の肺水腫を認め，対応に酸素の非侵襲的陽圧換気法（NIPPV）を要するもの
5	胸部X線にて重症の肺水腫を認め，人工呼吸器管理を要するもの

（Inami T, et al.：JACC Cardiovasc Interv, 725-736, 2013 より）

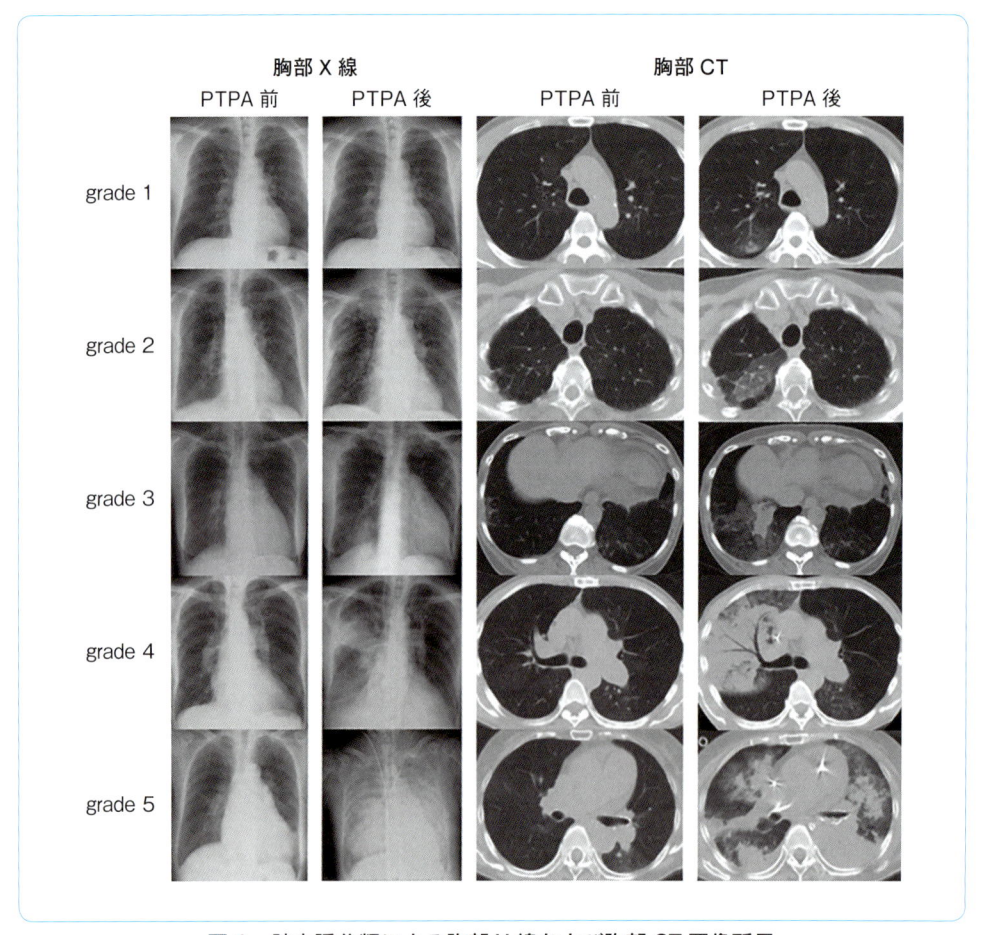

図1 肺水腫分類による胸部X線および胸部CT画像所見
（Inami T, et al.：JACC Cardiovasc Interv, 725-736, 2013 より）

（grade 1に分類されるセッション）を2群に分け，どのような要因で2群間に有意差があるかを検討した．

表2の結果から考察すると，PTPA前の平均肺動脈圧や肺血管抵抗がより高い，すなわちPTPA前の血行動態的がより重症のほうが肺水腫を合併しやすいことが判明した．

表2 肺水腫合併の有無によるPTPAセッションの比較

	grade 2以上の肺水腫を合併したPTPAセッション (n=53)	肺水腫を合併しなかったPTPAセッション (n=87)	p値
初回セッション, n (%)	31 (58.5)	23 (26.4)	0.0003*
術前平均右房圧, mmHg	4 (3〜7)	4 (2〜6)	0.2022
術前平均肺動脈圧, mmHg	42 (38〜50)	33 (28〜41)	<0.0001*
術前心係数, L/min/m^2	2.5 (1.9〜2.7)	2.6 (2.4〜3.3)	0.0060*
術前肺血管抵抗, Wood単位	9.2 (7.0〜14.6)	6.1 (3.9〜8.7)	<0.0001*
治療血管数, n	4 (3〜5)	3 (2〜5)	0.1128
術中のPFGの総点数変化	6.0 (5.0〜8.5)	4.0 (3.0〜6.3)	<0.0001*
血色素量, g/dL	12.3 (11.3〜13.5)	12.2 (10.6〜13.6)	0.3353
推定糸球体濾過量, mL/min/1.73 m^2	63.4 (52.0〜80.0)	74.4 (62.6〜90.3)	0.0186*
BNP値, pg/mL	125 (48〜365)	42 (22〜70)	<0.0001*

<脚注>データは中間値（25〜75パーセンタイル値）．*$p<0.05$

(Inami T, et al.：JACC Cardiovasc Interv, 725-736, 2013 より)

　また，肺水腫を合併したほうがより治療中のPFGの総点数変化が大きい，すなわち，より多くの血流改善を行っているということが判明した．

　以上の結果から，1) PTPA前の血行動態がより重症であるほうが，また，2) PTPA治療中により多くの血流改善を得たほうが，より肺水腫を合併しやすいといえる．

　よって著者らは，これらの2点の肺水腫合併を規定する重要な要素を組み合わせた新規の指標を提唱することを発案した．その指標が，肺水腫を客観的な数値として予測可能な指標と考え，肺水腫予測点数化指標 pulmonary edema predictive scoring index（PEPSI）と名付けることとした．広く覚えやすいネーミングになることを期待し，世界中で知られている飲料水商品名にちなんだ呼称とした次第である．PEPSIを以下の計算式によって定義することとした．

肺水腫予測点数化指標（PEPSI）
＝PTPA前の肺血管抵抗値（Wood単位）×PTPA中の肺血管造影分類PFGの総点数変化

　肺水腫の有無による，各PTPAセッションのPEPSI点数の分布を示したものが以下の図2である．肺水腫を合併したPTPAセッションのほうが，有意にPEPSI点数は高く分布していることがわかる．

　そこで著者らは，grade 2以上の肺水腫の合併の有無を規定するPEPSIのカットオフ値を受信者動作特性曲線（ROC）解析によって計算した（図3）．この解析結果からは，grade 2以上の肺水腫の有無を最も強く規定するカットオフ値は，PEPSI＝35.4点（陰性反応適中度92.3％）と判明した．

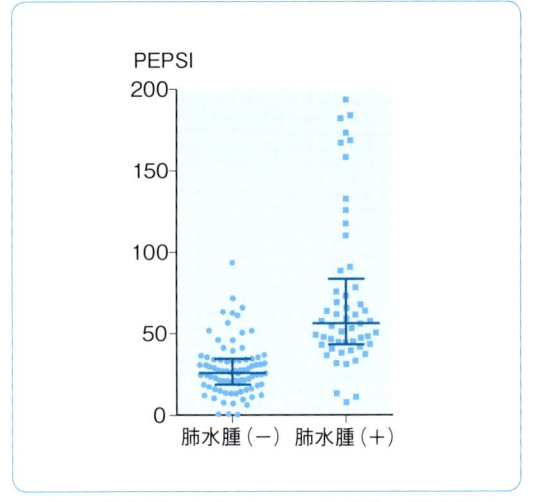

図2 肺水腫の有無（grade 2 以上の肺水腫を有りとした場合）による PTPA セッションごとの PEPSI 点数の分布
（Inami T, et al.：JACC Cardiovasc Interv, 725-736, 2013 より改変）

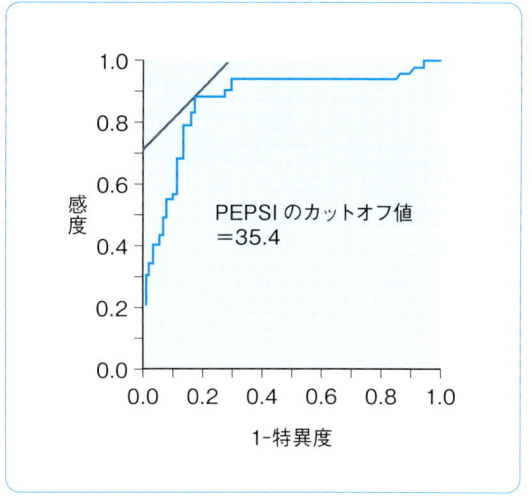

図3 肺水腫合併と PEPSI の ROC 解析
（Inami T, et al.：JACC Cardiovasc Interv, 725-736, 2013 より改変）

> **ここがポイント**　ROC 解析結果にもとづくと，PEPSI が 35.4 点以内となるように各 PTPA セッションを終了すれば，90％以上の確率で臨床的に有意な肺水腫合併を抑制できる．

以上の解析結果をもとにして，PEPSI の実際の PTPA 治療における使用法の具体例を以下に示す．

PEPSI 使用の一例①：

ベースラインの肺血管抵抗 12 Wood 単位の患者

↓

PEPSI カットオフ値 35.4 ÷ 肺血管抵抗 12 Wood 単位＝2.95

のため，PFG の治療前後での変化点数を計 2.95 以内に調整するように PTPA を施行する．

↓

たとえば，PFG 0 の対象血管を治療して，PTPA 後に PFG 2 となった場合には，その段階でセッションを終了し，後日に次のセッション時に別の血管の治療をする．

（または，もう 1 本治療してからセッション終了するとしても，PFG 変化を 1 以内：0→1，1→2，または 2→3 に調整する）

表 3 自施設経験を 3 期に分けた場合の肺水腫分類ごとの発生頻度

肺水腫分類	全PTPAセッション, n (%)	初期のセッション, n (%)	PEPSIを参考に施行した中期のセッション, n (%)	PEPSIを参考に,かつ,プレッシャーワイヤーを使用して施行した後期のセッション, n (%)
grade 1	271 (77.4)	87 (62.1)	59 (90.8)	125 (86.2)
grade 2	58 (16.6)	35 (25.0)	5 (7.7)	18 (12.4)
grade 3	12 (8.6)	9 (6.4)	1 (1.5)	2 (1.4)
grade 4	7 (2.0)	7 (5.0)	0 (0)	0 (0)
grade 5	2 (0.6)	2 (1.4)	0 (0)	0 (0)

(Inami T, et al.：JACC Cardiovasc Interv, 1297-1306, 2014 より)

PEPSI 使用の一例②：

ベースラインの肺血管抵抗 5 Wood 単位の患者

↓

PEPSI カットオフ値 35.4 ÷ 肺血管抵抗 5 Wood 単位 = 7.08

のため,PFG の治療前後での変化点数を計 7 以内に調整するように PTPA を施行する.

↓

たとえば,1 本目の治療対象血管が PTPA によって PFG 0→3,2 本目の治療対象血管が PTPA によって PFG 0→2 となった場合,3 本目の治療対象血管を PFG 0→2 または 1→3 となるように調整して PTPA 施行し,その段階でセッションを終了し,後日に次のセッションを施行する.

著者らのチームは,2009 年より PTPA を施行し,2014 年までに約 100 名の患者へ 350 セッションを施行した経験がある.初期には特に肺水腫抑制のための客観的および主観的指標を有していなかった.2009 年から 2014 年までの著者らの経験を初期・中期・後期の 3 期に分けて検討する.初期の 140 セッションの経験をもとにして,本項にて詳述した PEPSI を参考にして PTPA を施行するようになった.PEPSI を参考にして PTPA セッション終了のタイミングを判断した時期を中期とする.さらに著者らは,別項(p.59)にて詳述するように,プレッシャーワイヤーを用いて病変遠位部圧を常にモニタリングしながら手技を施行することが肺水腫抑制に有効であることを発見し,後期 145 セッションは主観的な造影所見評価 PFG を用いる PEPSI 法と,客観的な圧データに基づくプレッシャーワイヤー法と 2 つの方法を共有して PTPA を施行するようになった.この 3 期における肺水腫分類 5 段階ごとの肺水腫合併率を以下の**表 3** に示す.

この自施設経験に基づいた結果からは,PEPSI をセッション終了時期判断のための指標として用いるようになってからは,臨床的に慎重な対応を要する grade 4 や grade 5 の肺水腫は完全に抑制されていることがわかる.PEPSI を用いる以前の初期には,grade 2 以上の肺水腫は約 40% の合併率があり,2001 年の Feinstein の論文報告に匹敵する程度

の高確率であった．PEPSI を用いるようになって以降は，約 90％は肺水腫の合併なく，また，肺水腫を合併したとしても数日で自然軽快する程度の grade 2 がほとんどである．PEPSI，および，プレッシャーワイヤー法を用いることによって，臨床的に問題となるような肺水腫合併はきわめて低い発生率になると考えられる．

（片岡雅晴）

参考文献

1) Feinstein JA, et al.：Balloon pulmonary angioplasty for treatment of chronic thromboembolic pulmonary hypertension. Circulation. 103：10-13, 2001.
2) Inami T, et al.：Pulmonary Edema Predictive Scoring Index（PEPSI），a new index to predict risk of reperfusion pulmonary edema and improvement of hemodynamics in percutaneous transluminal pulmonary angioplasty. JACC Cardiovasc Interv. 6：725-736, 2013.
3) Inami T, et al.：Pressure-wire-guided percutaneous transluminal pulmonary angioplasty：a breakthrough in the catheter-interventional therapy for chronic thromboembolic pulmonary hypertension. JACC Cardiovasc Interv. 7：1297-1306, 2014.

3 PTPA中の手技手順

8. 血管合併症に対するトラブルシューティング

　PTPA手技中に起こりうる合併症として，ガイドワイヤーやバルーン拡張などに起因する物理的な原因による，肺動脈穿孔，肺動脈破裂，肺動脈解離がある．著者らはこれらを総称して，肺動脈損傷 pulmonary arterial injury（PAI）と呼称している．肺動脈損傷による肺出血と再灌流性肺水腫は，明確に区別することは難しく，血管損傷合併症と再灌流性肺水腫を総称し，再灌流性肺障害という呼称も提唱されている．

　臨床的には，肺動脈損傷は手技に起因するため発症直後から咳嗽・血痰・喀血といった症状が出現するのに対して，低圧環境であった病変部末梢組織に治療後，急激に高圧が負荷されることによる再灌流性肺水腫は，術直後には症状を呈さずほとんどが半日以上経過してから発症する．著者らは，最も遅れて出現した再灌流性肺水腫として，治療後3日経過してから臨床的に顕在化した症例を経験している．肺動脈損傷と再灌流性肺水腫は，いずれも咳嗽および喀痰を認めるものの，肺動脈損傷の場合はほぼ血性であるのに対して，再灌流性肺水腫では白色もしくは淡いピンク色の泡沫痰の場合が多い．よって本項では，肺動脈損傷による肺出血と再灌流性肺水腫を区別して扱うこととし，著者らの経験をもとに肺動脈損傷に焦点を絞って概説する．

　著者らの初期経験にもとづく文献報告では，PTPAを350セッション施行中，軽症のものも含めて35セッション（10％）で肺動脈損傷の合併を認めたことを報告している[1]．他施設の報告でも肺動脈穿孔を約7％の症例で認めている[2]．経皮的冠動脈インターベンションPCIでのガイドワイヤーによる血管穿孔は0.36％と報告されており，肺動脈末梢枝は冠動脈に比べて物理的な圧力に非常に脆いことが推察される[3]．

　肺動脈損傷を認めた場合に，気道内出血をきたすことで術中に持続する咳嗽と血痰を認め，出血量が多い場合には喀血として認識される．合併症出現の認識が遅れると，持続的に気道内出血をきたすことで著明な低酸素血症となり，気管内挿管を要する事態まで悪化することがある．さらに，低酸素血症によって肺動脈圧が上昇し，右心不全の増悪を招き，致死的な転帰を辿ることがある．手技の経験の蓄積によって，肺動脈損傷の出現頻度は減少していくが，肺動脈損傷出現時には迅速に止血のための処置を行うことが重要である．

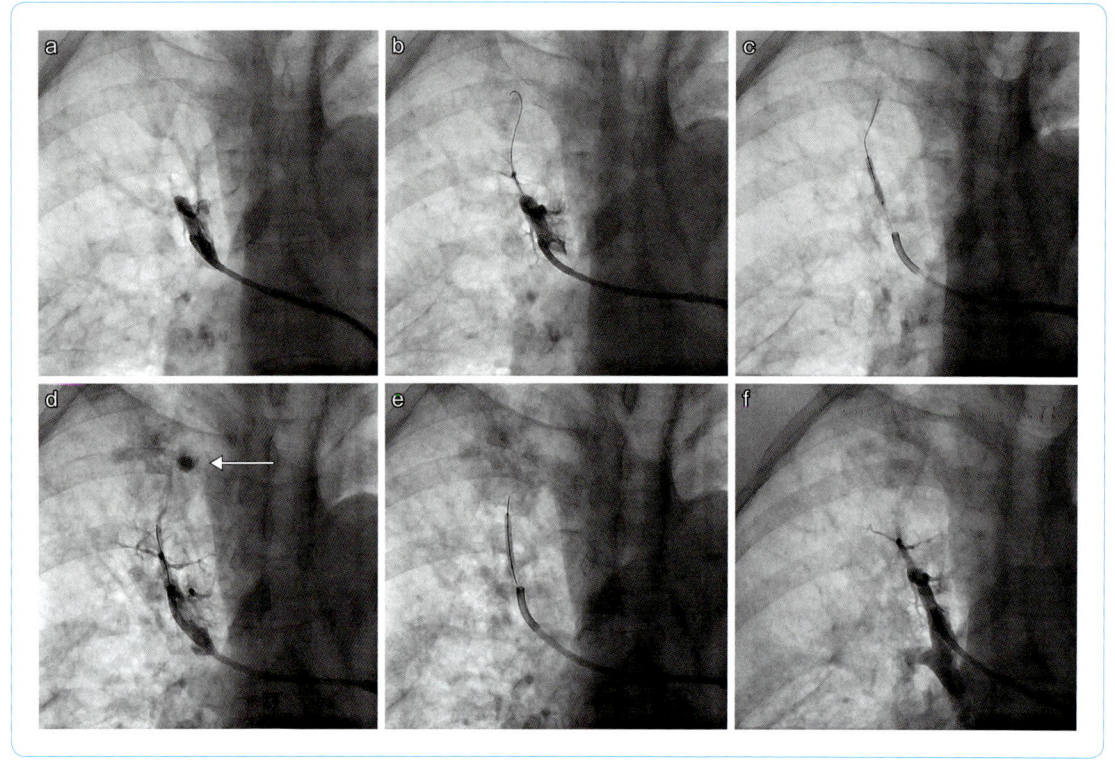

図1　ガイドワイヤーによる肺動脈穿孔

a：バルーン拡張前．右肺動脈 A1 亜区域に完全閉塞病変を認める．
b：ワイヤー通過後に 1.5 mm のバルーンで病変入口部を拡張後．わずかに病変末梢部が造影されている．
c：バルーンを 2.5 mm にサイズアップし拡張．
d：病変末梢枝からの造影剤血管外漏出を認める（矢印で示す場所からの出血）．
e：balloon sealing 時．
f：15 分間の balloon sealing 後．病変末梢側は造影されず，造影剤血管外漏出像も認めない（止血を確認）．

1 肺動脈損傷（PAI）の分類

a 肺動脈穿孔

　多くが病変よりも遠位部末梢枝へのガイドワイヤーの迷入が原因である（図1）．手技の習熟度に応じて出現頻度は変化する．特に PTPA では，ガイディングカテーテルが右室を経由することと，病変対象臓器が肺であることから，心拍変動や呼吸性変動によってガイディングカテーテルはしばしば動揺するため，ガイドワイヤー操作の土台となるガイディングカテーテルを安定化させることは重要である．また，末梢血管の情報が乏しい完全閉塞病変では，ワイヤー通過後，まず小径バルーンの通過のみ，または低圧拡張のみで，末梢血管の走行を確認してから，さらに末梢までワイヤーを通過させるようにする．

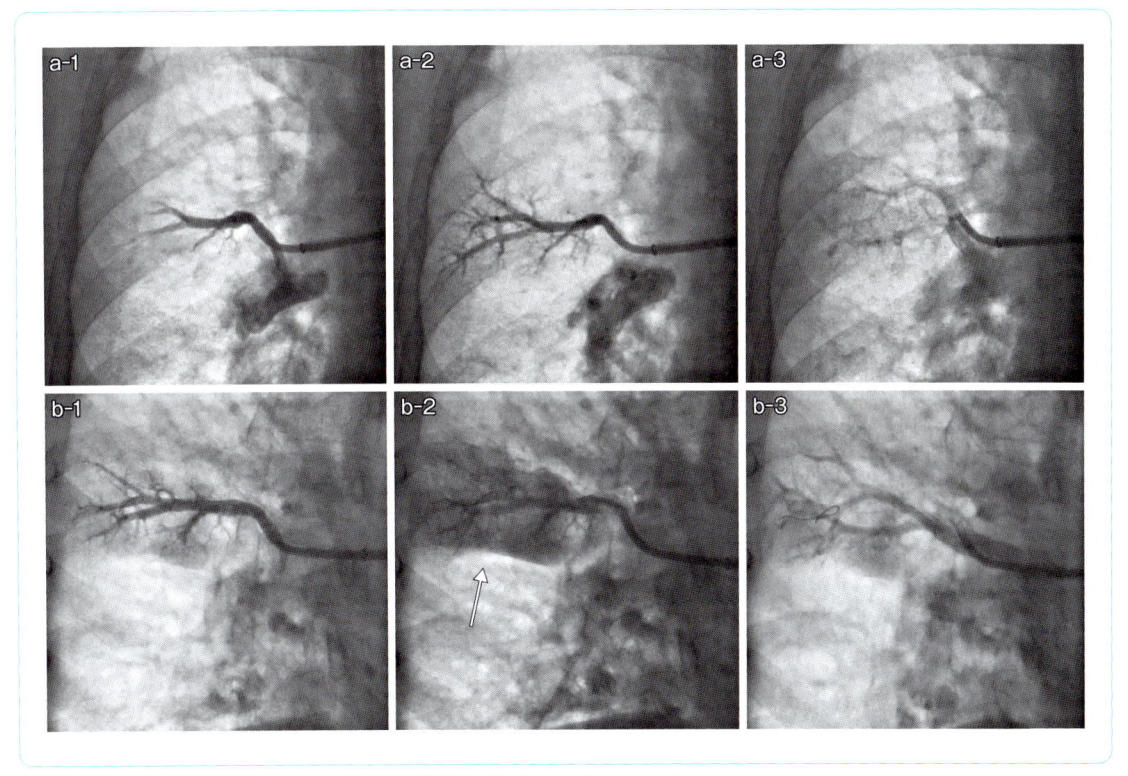

3 PTPA中の手技手順 ― 8. 血管合併症に対するトラブルシューティング

図2 high perfusion injury
右肺動脈A2bのバルーン拡張前後の肺動脈造影像．aは病変治療前，bはバルーン拡張後の血管造影像．それぞれの1：造影初期，2：造影中期，3：造影後期と時相ごとの造影像を示す．
a-1：肺動脈相は遅延造影を示す．
a-2：末梢側まで造影．
a-3：わずかに肺静脈が造影されている．
b-1：バルーン拡張後，迅速に末梢まで肺動脈は造影されている．
b-2：微小血管まで造影され，亜区域全域が瞬間的に造影されている．
b-3：造影剤はwash outされ，肺静脈は迅速に造影されている．

b high perfusion injury

　再灌流性肺水腫発症の機序とほぼ同一と思われるが，病変拡張後に急激な高圧が末梢組織に負荷されることで喀血・血痰をきたすことがある（図2）．バルーン拡張直後の発症である点で肺水腫とは異なる．ワイヤー操作に特に問題はなく，ワイヤー先端も病変血管の末梢まで到達していないためワイヤーによる肺動脈穿孔は考えづらく，またバルーンサイズも対象血管径と比べて明らかに小径のバルーンを用いているものの，バルーン拡張直後から喀血をきたし，再灌流領域全域が出血によりX線透過性低下をきたす症例が存在する．出現頻度はまれであり，著者らの施設では500セッション以上のPTPAを施行し，2セッションでのみ，本機序と推察されるケースを経験している．いずれも初回のPTPAで，平均肺動脈圧は50 mmHg前後，収縮期肺動脈圧100 mmHgを超える重症例であり，拡張後の選択的肺動脈造影検査では，肺動静脈ともに通常の拡張後よりも迅速に造影され，また再灌流区域全域が瞬間的に染め上がる．

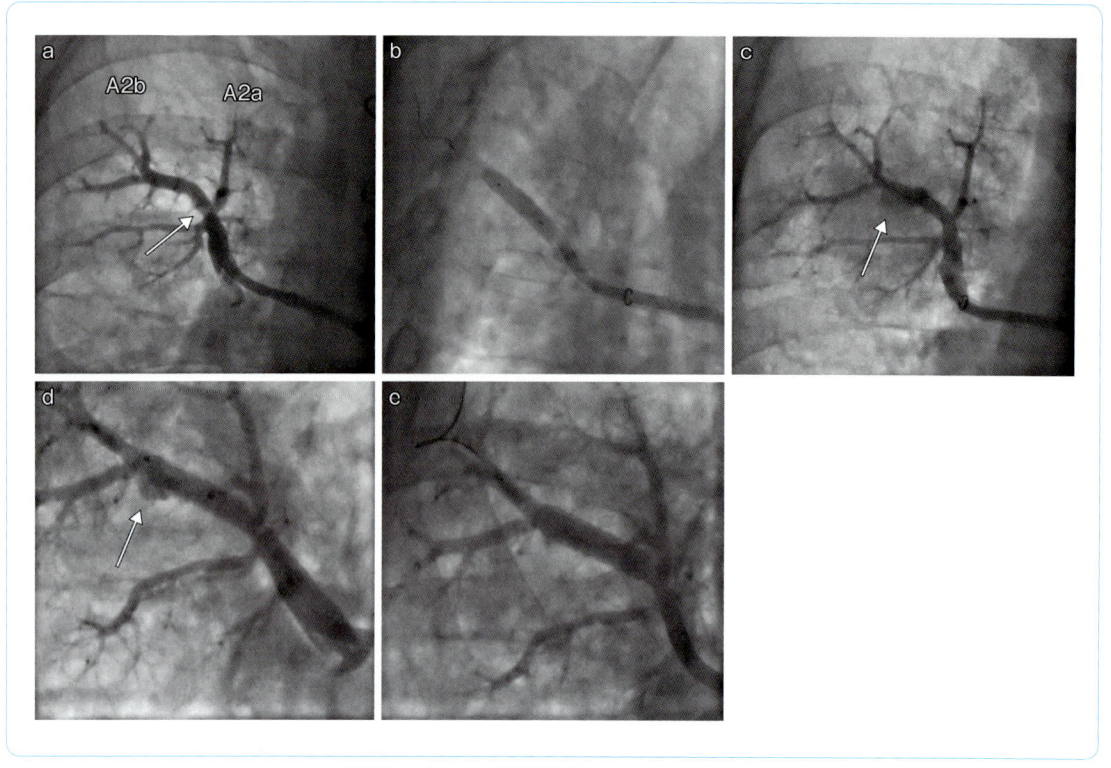

図3　バルーン拡張後の oozing rapture
右肺動脈 A2 のバルーン拡張前後およびカバードステント留置前後の画像．
　a：A2b 入口部に webs & bands 病変（矢印）．
　b：A2b を 4 mm のバルーンで拡張．
　c：拡張部分はやや瘤形に拡張した部分を認め，血管周囲はにじむような血管外漏出像を認める（矢印）．
　d：1 本目のカバードステント留置後もカバードステント遠位端付近に血管外漏出像（矢印）を認めたため，さらに
　　　1 本目より遠位部にカバードステントを留置．
　e：2 本のカバードステント留置後に血管外漏出像は消失し，血痰も認めなくなった（止血を確認）．

c｜バルーン過拡張後の oozing rapture

　ワイヤー操作に問題はなく，バルーン拡張後に拡張部からの出血（oozing）を認めることがある（図3）．対象血管径に対して 1.0 比のバルーン拡張で，病変部の十分な拡張が得られなかった際に大径のバルーンでの拡張を試みたときに出現しやすい．balloon sealing（バルーンカテーテルの 2～3 atm 程度の低圧拡張による血流遮断）による止血を試みることが必要だが，balloon sealing のみでは止血困難な場合には，カバードステント挿入も必要となる．

d｜肺動脈破裂

　ガイドワイヤーによる穿孔であれば，balloon sealing によってまず止血を得ることができるが，破裂の場合には気道内に急激に出血をきたし顕著な喀血を伴うため，balloon sealing のみでの止血は困難であり，コイル塞栓やカバードステントといった処置を行う

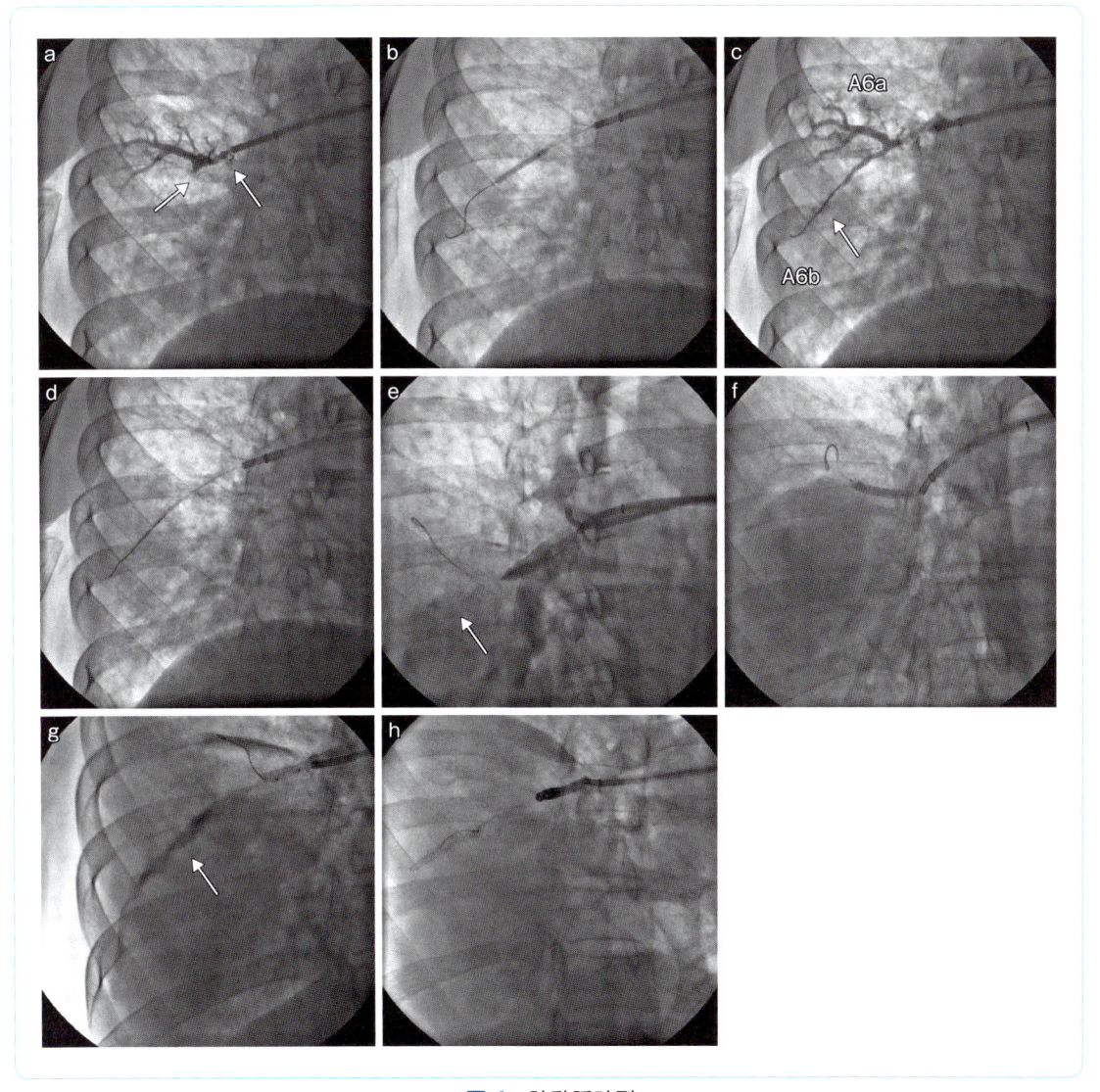

図 4 肺動脈破裂

a：バルーン拡張前の肺動脈造影像．A6 区域枝は狭窄（矢印右）を認め，A6b は完全閉塞病変である（矢印左）．
b：2.5 mm のバルーンで拡張．
c：A6b 末梢側でガイドワイヤーによる肺動脈穿孔で造影剤の血管外漏出を認めた．
d：balloon sealing を試みた（2.5 mm のバルーンカテーテルを使用）．
e：患者の咳嗽の影響によりガイドワイヤーが抜けてしまい，A6a 方向にガイドワイヤーを再通過させ，A6b への血流遮断のため，A6 区域枝病変を 5.0 mm のバルーンで拡張．拡張後に A6b 入口部付近で肺動脈破裂をきたしたため，そのまま balloon sealing（5.0 mm のバルーンカテーテル）を行ったが，十分な血流遮断を行えず，造影剤の血管外漏出を認めた（矢印）．
f：A6b を閉塞させるために，A6a 方向にカバードステント留置．
g：A6 区域枝から A6a への血管の屈曲が強く，カバードステント拡張時に手前の A6 区域枝までカバードステント位置がずれてしまった．A6a は閉塞し，A6b 方向にカバードステントが留置されたために，多量の血管外漏出を認めた．
h：カバードステント内にコイル塞栓を追加で施行した．最終的に止血を達成することができた．

必要がある（図 4）．自施設経験では，文献 1 の 350 セッションでの報告以降に，さらに 150 セッション増えた直近（2015 年 2 月時点）までに，1 例でカバードステントおよび

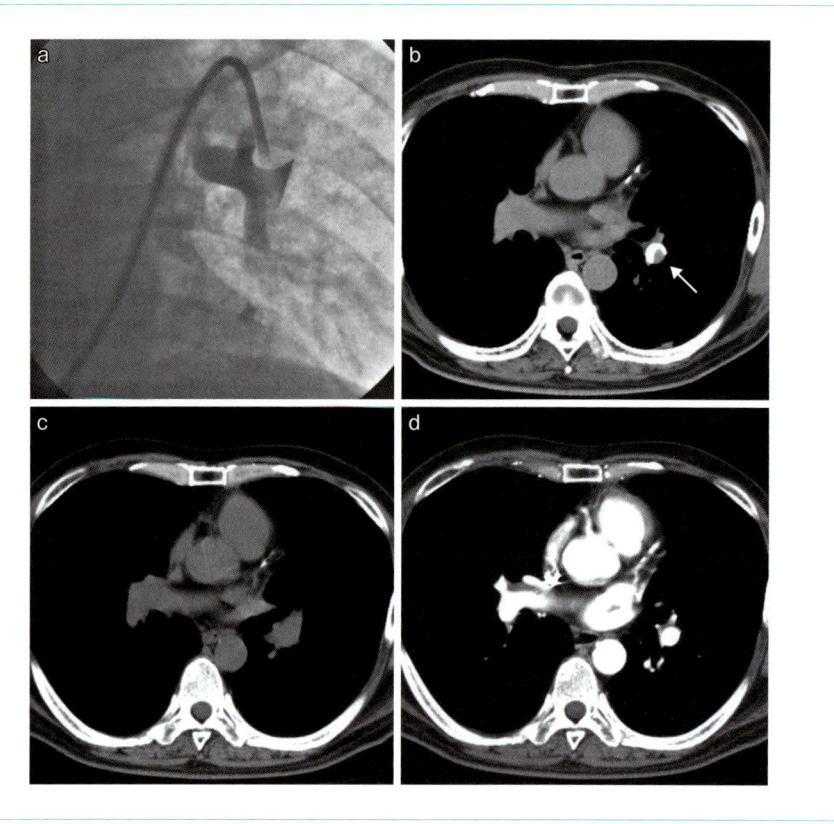

第2章　PTPAの実践 ─手順・コツとトラブル対処─

図5　ガイディングカテーテルによる左肺動脈下葉動脈の解離
a：肺動脈造影像．解離した血管の偽腔内に造影剤の停留を認めた．
b：PTPA直後の単純CT像．偽腔内に造影剤が停留しているため，解離血管は解離部に一致して高CT値を呈している（矢印）．
c：PTPAから1週間後の単純CT像．偽腔内への造影剤の停留は消失している．
d：PTPAから1週間後の造影CT像．先週認めた解離腔は自然消失し，真腔血管内のみ造影されている．

コイル塞栓を止血のために要した．つまり，PTPA全500セッション中コイル塞栓を行った症例が1例，カバードステントを用いた症例が1例（図3のoozing rapture症例），カバードステントとコイル塞栓の両方を用いた症例が1例であり，これらballoon sealing以外の対応を要した肺動脈損傷の出現率は0.6%である．なお，対象症例が異なるが，小児の末梢型肺動脈狭窄症に対するバルーン拡張時には2.3%で肺動脈破裂を合併し，その死亡率は21%であったと報告されている[4]．破裂の場合には気道内出血を高率にきたし，急激な低酸素血症を引き起こし重篤な状態に陥るため，迅速かつ確実な止血処置を行わなければならない．

e｜肺動脈解離

　ガイディングカテーテルの接触や，圧波形がdumpingしている状態で造影を行った場合などに起こる（図5）．血管造影検査で明らかな解離所見を呈した症例は，著者らの施

設では350セッション中7例で認めたが，すべての症例で血痰や血行動態の増悪を認めず，1週間後には解離は消失していた．無症候性解離であれば特に処置を要さないと経験的に考えているが，症状を呈する場合には穿孔例や破裂例に準じた処置が必要だと考える．

2 肺動脈損傷（PAI）に対する処置法

　肺動脈損傷の種類によって対処法は異なってくる．基本的には，肺動脈穿孔，high perfusion injury，バルーン過拡張後のoozing raptureはballoon sealingによって，ほとんどの症例で止血可能である．balloon sealingによって止血されない場合に関しては，損傷箇所がしっかりと同定可能で2.0〜2.5 mm以下の血管であればゼラチンスポンジによる塞栓術を行う．それ以上の大きさの血管であれば，コイル塞栓も有効である．また，著者らの施設でも1例に冠動脈用カバードステントを止血のために用いたが，2.5〜5.0 mm程度の血管径の区域枝もしくは亜区域枝であればカバードステントは有効である．

　また，ゼラチンスポンジは1ヵ月以内に生体内に液化吸収されるため，一時的に塞栓されても，慢性期に再疎通している可能性がある点で，他の塞栓法よりも有利である．

a 具体的な止血法の手順

① 血痰が出現した場合には，まず血管造影を行い，造影剤の血管外漏出を伴っているかどうかの確認と，正確な損傷部位の同定を行う．

② 血管外漏出を血管造影で明確に同定できない場合であっても，治療中の血管の近位側をまず，balloon sealingして15分間程度の血流遮断による止血を試みる．プレッシャーワイヤーを通過させている場合には，プレッシャーワイヤーで末梢側の血管内圧波形が楔入圧波形になっていることを確認し，確実に肺動脈の順行性血流を遮断していることを確認する．同時にヘパリン投与を中止し，活性化全凝固時間 activated clotting time（ACT）を測定する．必要時には適量のプロタミン緩徐投与にてACTを調整する．

③ 15分程度経過後balloon sealingを解除し，その後10分程度の間，血痰の再発がないかを経過観察する．造影剤の血管外漏出を認めた場合には，balloon sealing解除後に血管造影で血管外漏出が消失したか確認する．消失していないが，明らかに血管外漏出の減少を認める場合には，再度balloon sealingを試みる．

④ 再度balloon sealing後にも止血不十分な場合には，ゼラチンスポンジでの止血が可能なケースであればできる限りゼラチンスポンジによる塞栓術を行う．ゼラチンスポンジ塞栓術の手順は，2.0 mLのシリンジを2本と三方活栓を用いて，1本のシリンジに造影剤2.0 mLを入れ，もう一方のシリンジにはゼラチンスポンジ（スポンゼル®）をシリンジに収まるサイズに切り出し，シリンジ内に込める．それぞれのシリンジを三方活栓に接続し，2つを交通させ，交互にシリンジを押すことで撹拌してゲル状にする．マイクロカテーテル先端を血管損傷部位まで誘導し，造影剤の入ったシリンジでマイ

クロカテーテル越しに造影して位置を確認後，ゲル状にしたゼラチンスポンジ入りのシリンジで，マイクロカテーテル越しに血管内にゼラチンスポンジを注入する．
⑤ ゼラチンスポンジ塞栓術では対応できない血管損傷の場合，または，ゼラチンスポンジ塞栓術を施行後も出血が持続する場合には，血管径や損傷の状態に応じてカバードステントもしくはコイル塞栓を考慮する．

　肺動脈損傷を認めたときに最も重要なことは，どんな方法を用いても確実に血管造影室内で完全に止血処置を完遂させることである．完全な止血を完了しないまま血管造影室から退出した場合，以後呼吸状態は確実に悪化し，全身状態は悪くなり，不慮の転帰を辿ることになりかねない．遅れて再度止血のために血管造影室へ入室しても手遅れになる可能性が高く，確実な止血を確認してからセッションを終了することが重要である．なお，救命のために外科的対応が必要と判断される場合には，時期を逸することなく適切なタイミングにて呼吸器外科へ相談することが重要である．

> **ここがポイント**
> - 術中の出血合併症は致死的となる可能性があり，確実な止血を行うことが必須．
> - 症状（血痰・喀血）出現時には，すぐさま balloon sealing によって血流を遮断する．
> - balloon sealing でも止血不十分な場合には，血管径や出血部位に応じて，ゼラチンスポンジによる塞栓術，コイル塞栓，カバードステント挿入を適宜選択する．
> - 確実な止血が確認されるまでは，絶対に血管造影室を退出しない．

（伊波　巧）

参考文献

1) Inami T, et al.：Pressure-wire-guided percutaneous transluminal pulmonary angioplasty：a breakthrough in catheter-interventional therapy for chronic thromboembolic pulmonary hypertension. JACC Cardiovasc Interv. 7：1297-1306, 2014.
2) Mizoguchi H, et al.：Refined balloon pulmonary angioplasty for inoperable patients with chronic thromboembolic pulmonary hypertesion. Circ Cardiovasc Interv. 5：748-55, 2012.
3) Kataoka M, et al.：Percutaneous Transluminal Pulmonary Angioplasty for the treatment of chronic thromboembolic pulmonary hypertension. Circ Cardiovasc Interv. 5：756-62, 2012.
4) Baker CM, et al.：Pulmonary Artery trauma due to balloon dilation：recognition, avoidance and management. J Am Coll Cardiol. 36：1684-90, 2000.

4 術後管理 —肺水腫への対応を含めて—

1 PTPA後の病棟管理：一般病棟管理かICU管理か

　PTPA術後にルーチンでのICU管理は行っておらず，ほとんどの患者は通常の酸素供給方法と，SpO_2持続モニター，末梢静脈ラインのみで管理可能である．PTPAを手探りで開始した治療初期は，術後肺水腫の早期発見などを目的にスワンガンツカテーテルによる持続肺動脈圧モニターを使用していたが，別項（p.67）で詳述される術前の肺動脈圧や肺血管抵抗値を利用した独自のインデックススコアや[1]，圧センサー付きワイヤーガイドによる末梢への過度の圧伝搬の回避を行うことにより[2]，現在では重症の再灌流性肺水腫合併の可能性はきわめて低い．感染や患者の苦痛の観点からも術後スワンガンツカテーテル留置は行わなくなった．ただし，重篤な右心不全患者に対する初回PTPA術後や，術中の肺動脈損傷や喀血の程度によってはICU管理が勧められ，症例ごとに術後の管理方法を適切に判断することが重要である．

　CTEPH患者には高齢者も多く，臥床による筋力低下や廃用症候群の予防は非常に重要である．筋力低下が結果として心拍出量の減少にもつながることから，可能な限り術後早期の離床を促している．

2 PTPA周術期の内服薬やカテコラミンの使用

　造影剤使用量に応じて生理食塩水など等張性輸液製剤の投与によるハイドレーションを行うことは他のカテーテルインターベンションと同様である．CTEPH患者の多くは左心機能が正常であり，大概の輸液負荷は問題とならないことが多いが，個々の患者状態に応じた判断が求められる．

　注意すべきこととして，PTPA術後に正常な肺動静脈循環へ回復するまでは一定の時間を要することもあり，過度な血管内容量は肺水腫を増悪させることもある．この場合，心拍出量を落とさない程度の血管内容量を維持することを目的に利尿薬を使用することもある．

　体血圧が低くなければ（≧80 mmHg）カテコラミン補助は不要である．右心不全治療に好んで用いられるドブタミンも肺血流を増やし，PTPA術後の肺水腫進展予防にはむしろ逆効果の可能性もあり，ドブタミン投与には慎重な判断が必要である．著者らは当初，右心不全の病態に有利に働くと考えPTPA周術期にドブタミンを使用していたが，ドブタミンを使用した患者と，その後の非使用患者において有意な差がないと判明し，現在は

ドブタミンを使用していない．また，動脈圧ラインに関しても頻回の血液ガスサンプリングも要さないため行っておらず，PTPA 術後は一般病棟へ帰室し，SpO$_2$ 持続モニターによる監視のみで対応している症例がほとんどである．

経験的に病変部の正常なガス交換が再開するまで一定の期間が必要と思われ，PTPA 術後，正常肺動脈圧へ回復後も半年から一年間は，経口肺動脈性肺高血圧症治療薬の継続を行うようにしている．なお，CTEPH の患者に対するエポプロステノール療法は行っていない．

3 再灌流性肺水腫の予防

Feinstein らは 18 例の CTEPH 患者に対して PTPA を行い，平均 36 ヵ月の観察期間で NYHA 心機能分類や 6 分間歩行距離の改善と平均肺動脈圧の低下を示した．一方で合併症としては再灌流性肺水腫の発生頻度が高く（11/18 例），3 例で人工呼吸管理を要し，1 例は死亡している[3]．著者らの施設で経験した再灌流性肺水腫の一例を示す（図 1）．再

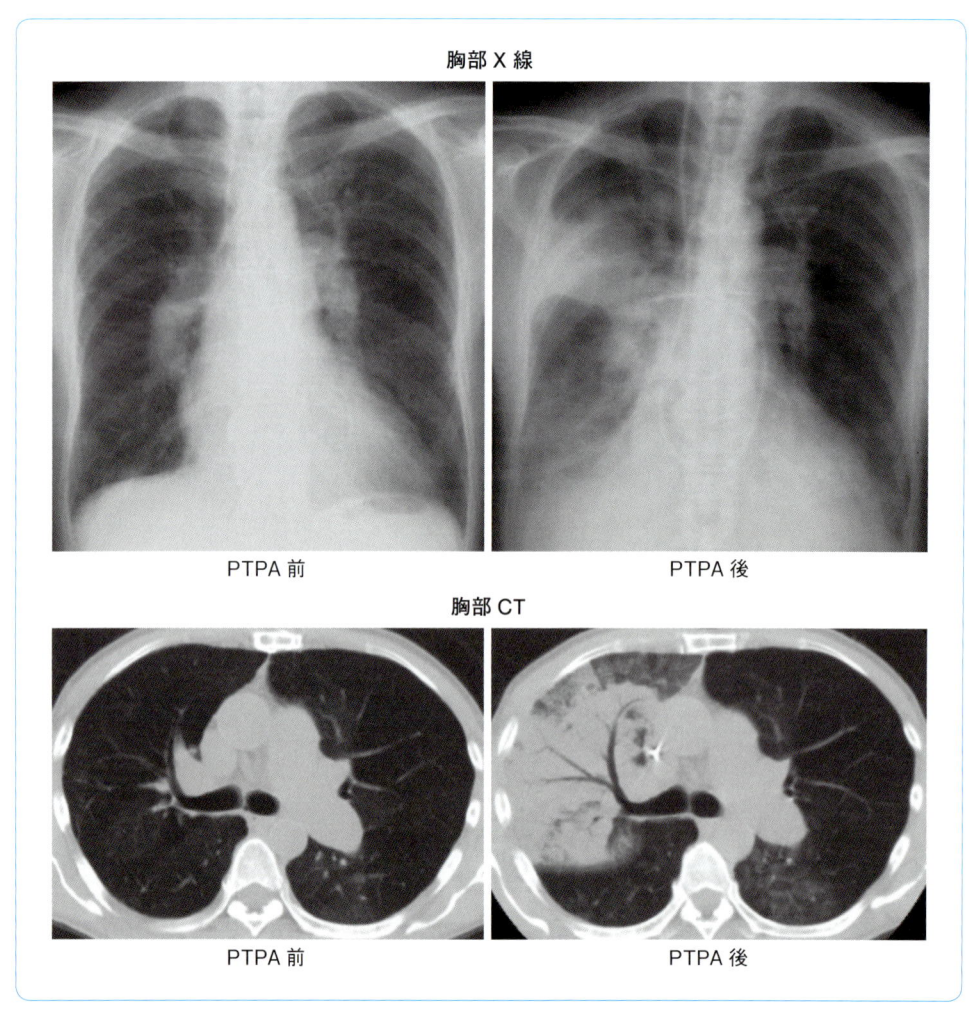

図 1 PTPA 治療前後の再灌流性肺水腫の一例

灌流性肺水腫の発生機序はいまだ不明な点が多いが，高い肺動脈圧にさらされている病変をバルーンで大きく再開通することにより，病変遠位部への過剰な圧伝播が起こることが一因と考えられる．術前の肺動脈圧が高い患者に，一度のPTPAセッションで多枝の治療を行うことや，灌流域の大きな病変を圧較差のなくなるまで治療を行うことは肺水腫のリスクを伴う．近年，PTPA術後患者の肺動脈内腔の変化を病理学的に検討した興味深い報告がなされている[4]．これによると，多くはバルーン拡張により内膜中膜に亀裂を生じ，解離を引き起こすことで血管内腔を確保しているのがPTPA治療の本質であり，実際には肺水腫のみでなく微小な血管損傷による肺障害，出血も混在している．これ以外にも，治療血管部位または肺葉のみでなく，対側にも肺水腫を生じる重症再灌流性肺水腫もまれに経験する．前述の機序では説明し難く，サイトカインの関与を疑いステロイドパルス療法を行ったこともあるが，経験的には効果的であるとは言い難く，同様な理由でシベレスタットナトリウム水和物も現在では使用していない．

4 再灌流性肺水腫の出現時期

再灌流性肺水腫出現のタイミングとして，多くは術後24時間以内に発生する．超遅発性に4〜5日後に発生した症例も経験したが，同様の対処で改善を得た．著者らの施設ではルーチンにPTPA術直後と翌朝に胸部X線の確認を行っている．翌朝の胸部X線で術直後は認めなかった肺水腫像が出現することもあるが，経験上は手術翌朝も呼吸回数，SpO_2ともに安定しているようであれば，肺水腫発生は回避したと考えてよい．

5 PTPA術後の酸素化不良時の対応方法

PTPA術後に一過性の酸素化不良を示す患者がいるが，これは血流が急激に再開したことによる動静脈シャントの病態が考えられる．正常なガス交換機能が回復するまでしばらく時間経過が必要な場合が多い．通常の酸素供給方法ではSpO_2を維持できない場合，非侵襲的陽圧換気療法 noninvasive positive pressure ventilation（NPPV）を行う．侵襲的人工呼吸管理を行わない範囲では，低酸素血症には最も効果が期待される治療であるが，高すぎる陽圧換気補助は静脈還流を妨げ，心拍出量も減少し循環不全を助長する結果となってしまうことに注意する．近年では nasal high flow システムが登場し，鼻カニューレで高流量かつFiO_2 100%まで酸素供給が可能となり陽圧効果も期待できる．フェイスマスクによるNPPVに同期が困難な患者にも使用しやすい利点もある．通常の酸素供給方法で呼吸数や酸素化に改善がみられない場合は，NPPVや侵襲的人工呼吸管理への切り替えを考慮すべきである．

呼吸回数，酸素飽和度や心拍数の増加などの情報とともに，呼吸困難感や胸腹部の非同調的な呼吸様式などがみられ改善に乏しい場合には，鎮静のうえ侵襲的人工呼吸管理が望ましい．SpO_2の目標値は患者ごとのベースラインにもよるが，低酸素血症は肺高血圧症

の最たる増悪因子であり最低でも 90％，可能なら 95％以上は維持したい．

必要時には，体外式膜型人工肺 extracorporeal membrane oxygenation（ECMO）の装着が有効な場合もある．重篤な低酸素血症を人工呼吸器だけでは解決できなかった場合，具体的には 100％酸素投与にもかかわらず SpO_2 が 90％以下の場合が 1〜2 時間以上続く時や，呼気終末陽圧 positive end-expiratory pressure（PEEP）を増加しても酸素化の改善がない場合には ECMO 導入を考慮する．肺動脈圧が高く，心拍出量の少ない肺高血圧症患者では V-A（静脈脱血-動脈送血）ECMO が第一選択となる．肺循環が障害された症例では V-V（静脈脱血-静脈送血）ECMO は無効である．

NPPV，ECMO，または人工呼吸管理を要するような重症の再灌流性肺水腫を合併した場合でも，酸素化改善および適度の利尿薬使用などによって，全身状態管理を慎重に行えば，数日〜1 週間（場合によっては数週間）の管理を必要とするものの，その後に改善を認める場合が多い．

ここがポイント
- 術後管理は再灌流性肺水腫の出現に注意する．
- 呼吸状態の悪化があれば酸素供給法を変更する．
- 侵襲的人工呼吸管理をためらわない．
- V-A ECMO は効果的である．

（栁澤亮爾）

参考文献

1) Inami T, et al.：Pulmonary edema predictive scoring index（PEPSI），a new index to predict risk of reperfusion pulmonary edema and improvement of hemodynamics in percutaneous transluminal pulmonary angioplasty. JACC Cardiovasc Interv. 6：725-736, 2013.
2) Inami T, et al.：Pressure-wire-guided percutaneous transluminal pulmonary angioplasty：a breakthrough in catheter-interventional therapy for chronic thromboembolic pulmonary hypertension. JACC Cardiovasc Interv. 7：1297-1306, 2014.
3) Feinstein JA, et al.：Balloon pulmonary angioplasty for treatment of chronic thromboembolic pulmonary hypertension. Circulation. 103：10-13, 2001.
4) Kitani M, et al.：Histological changes of pulmonary arteries treated by balloon pulmonary angioplasty in a patient with chronic thromboembolic pulmonary hypertension. Circ Cardiovasc Interv. 7：857-859, 2014.

5 PTPAセッションの施行回数と施行期間の判断

1 PTPAの施行回数

　CTEPHは，侵襲的治療を行わない場合には平均肺動脈圧が30 mmHg以上で，5年生存率50%未満と報告されている[1]．平均肺動脈30 mmHgを超える場合，肺高血圧症は時間経過とともに悪化することが多く，肺血管抵抗の増大から心拍出量が減少し右心不全へ陥る．肺動脈圧の異常高値が慢性的に続くことで右室はリモデリングを起こし，三尖弁逆流量の増加，ついには右房圧の上昇につながり最終的な右心不全の形態に至る．

　CTEPHにおける右心不全完成までの機序をふまえると，可能な限り早期に肺高血圧症の状態から離脱させることが目標となろう．具体的には，安静時の平均肺動脈圧25 mmHg以下という肺高血圧としての基準を下回るまでの改善が目標であり，それに向けてPTPAのセッション数を決定していく．著者らの施設での患者1人あたりのPTPA平均セッション数は3～4セッションであるが，ベースラインの重症度によっては平均以上のセッション数を必要とする患者もいる．PTPAを複数セッションに分けて行うことは，再灌流性肺水腫の回避のみならず，運動耐容能の効率的な改善にも寄与することが報告されており[2]，これはPTPAによる血流再開後も，正常なガス交換が回復するまでに一定の時間を要するためと推測される．

a PTPAセッション数を規定する要因

　局所麻酔と経皮的アプローチにより繰り返し施行できることはPTPAの大きな利点ではある．とはいえ，腎機能障害のある患者への造影剤使用や，術中の臥位のみで容易に酸素状態が悪化するような重篤な右心不全患者では，手術時間の短縮と必要最小のセッション数で最大の効果を得るような治療戦略が必要となってくる．PTPAのセッション数を規定する第一の要因は，ベースラインの血行動態指標や各パラメータの重症度である．重症度に比例して再灌流性肺水腫の発生頻度は高まり，術後の一過性の右心不全増悪に陥りやすい傾向にある．平均肺動脈圧の他に，肺高血圧症の予後不良指標として通常用いられるNYHA心機能分類Ⅳ度や高いBNP値，高い平均右房圧（>15 mmHg）または低い心係数（<2.0 L/min/m^2）などの項目により総合的に判断される[3]．著者らの施設では多臓器障害を伴う重篤な右心不全患者に対して，戦略的PTPAを複数回施行し右心不全から離脱して独歩退院に至った一例を報告しており[4]，PTPA治療戦略を適切に計画し，PTPAセッション数を調整することにより，重症患者でも安全かつ効果的に治療が可能といえる．

　一度のPTPAで，安全に治療可能な治療域は独自のインデックススコア（PEPSI）によ

り決定していたが[5]，近年ではさらに解析が進み，圧センサー付きガイドワイヤー（プレッシャーワイヤー）を用いて病変の遠位部平均圧が 35 mmHg を超えないように病変の拡張を行うことにしている[6]．その結果，患者個々により PTPA 施行回数は異なってくるが，多くの症例は平均 3〜4 セッションの PTPA で目標の平均肺動脈圧 25 mmHg 以下を達成している．

最適な施行回数に関しては個々に判断する必要があり，平均肺動脈圧が 25 mmHg を下回り，定義としては肺高血圧症を離脱した患者においても，呼吸困難の症状が残存する患者や，酸素療法・肺高血圧症治療薬からの離脱を希望する患者もおり，治療可能な残存病変の有無などを検討して，可能なら PTPA を施行する．

2 PTPA の施行期間

通常は 1 回の入院で PTPA 治療 2 セッションを基本としているが，重症な右心不全のため連続して複数回の治療が必要と判断する場合には，追加セッションを行っている．CTEPH 患者では閉塞病変部のみならず，異常な肺高血圧は正常肺動脈へも伝播し肺動脈性肺高血圧症様の変性をきたすことが知られており，より早期に正常圧へと治療することが望ましい．血栓を認めない部位への高い肺動脈圧の伝搬に伴う血管変性（small vessel disease）の概念である[7]．よって，次回セッション時期については，なるべく早期に行うことを原則としながら，患者の日程上の都合や全身状態を総合的に考慮して決定している．ほとんどの症例が 3〜4 回の PTPA セッションで肺高血圧症を離脱するため，PTPA 目的入院として計 2 回，すなわち初回入院で 2 セッション施行後にいったん退院し，数ヵ月以内に 2 回目入院をして追加の 1〜2 セッションを施行する場合が多い．

a｜PTPA 施術前後の流れ

著者らの施設では，PTPA 施術中に喀血や血管穿孔などの合併症が出現した際に凝固能を迅速に調整できるように，全例ワルファリンを休薬のうえ，ヘパリン持続静脈注射へと切り替えて PTPA へ臨んでおり，術前 3 日前には入院としている．ただし，他施設では，前日入院しワルファリン継続下に施行される場合もある．ワルファリンを休薬してのヘパリン置換が必須というわけではなく，各施設の判断による．ルーチンでのカテコラミン補助や利尿薬の使用は行っていない．PTPA 施術中も含めてヘパリンは APTT 60〜80 秒に調整し，入院中最後の PTPA セッションが終了次第ワルファリン服用を再開している．この際にワルファリン効果が再び得られるまでヘパリン注射を持続している．よって，1 回入院あたり約 14 日前後の入院期間で平均 2 回の PTPA セッションを施行し，ワルファリン効果の確認を行った後に退院としている（図 1）．

著者らの施設では各 PTPA セッションの放射線量や透視時間，造影剤使用量の目安として各々 1,000 mGy, 60 分, 300 mL 以内での終了を目標としている．連続して PTPA を行う場合，造影剤腎症のピークが使用後 3〜5 日後にあたることをよく把握しフォローを

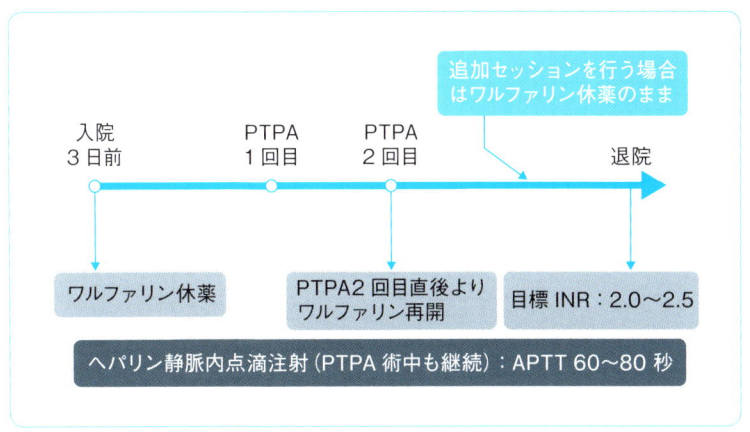

図1 PTPA施術前後の流れ
PTPA目的入院1回につき2セッションを基本としている．数ヵ月以内に2回目の入院をして追加の1〜2セッションを施行する．

しなければならない．一般的に腎機能低下は可逆的であり，血清クレアチニン値は3〜5日後にピークに達した後，7〜14日後に前値に戻る．このため連続したPTPAは約1週間後の間隔で行っている．

　施術後のフォローとしては3ヵ月後，6ヵ月後にルーチンで右心カテーテル検査および心肺運動負荷試験を行っている．さらなる自覚症状の改善や，酸素療法からの離脱を目指す患者もおり，必要により次回PTPAセッションの予定を組んでいる．

　最後になるが，肺高血圧症による循環不全がきたすさまざまな臓器障害を抱える患者において，定まったゴールはなく，患者個々に目標を定めるべきと考える．

ここがポイント
- 可能な限り早期に正常な肺動脈圧を目指す．
- ベースラインの重症度により必要なPTPA回数は異なる．
- 段階を踏んだPTPAにより，徐々に肺動脈圧を下げていくことが安全である．
- 造影剤腎症の発生に注意する．

（栁澤亮爾）

参考文献

1) Riedel M, et al.：Longterm follow-up of patients with pulmonary thromboembolism. Late prognosis and evolution of hemodynamic and respiratory data. Chest. 81：151-158, 1982.
2) Fukui S, et al.：Exercise intolerance and ventilatory inefficiency improve early after balloon pulmonary angioplasty in patients with inoperable chronic thromboembolic pulmonary hypertension. Int J Cardiol. 180：66-68, 2015.
3) Galiè N, et al.：Guidelines for the diagnosis and treatment of pulmonary hypertension. Task Force for Diagnosis and Treatment of Pulmonary Hypertension of European Society of Cardiology (ESC); European Respiratory Society (ERS); International Society of Heart and Lung Transplantation (ISHLT). Eur Respir J. 34：1219-1263, 2009.
4) Inami T, et al.：Percutaneous transluminal pulmonary angioplasty for chronic thromboembolic pulmonary hypertension with severe right heart failure. Am J Respir Crit Care Med. 189：1437-1439, 2014.
5) Inami T, et al.：Pulmonary Edema Predictive Scoring Index (PEPSI), a new index to predict risk of reperfusion pulmonary edema and improvement of hemodynamics in percutaneous transluminal pulmonary angioplasty. JACC Cardiovasc Interv. 6：725-736, 2013.
6) Inami T, et al.：Pressure-wire-guided percutaneous transluminal pulmonary angioplasty：a breakthrough in catheter-interventional therapy for chronic thromboembolic pulmonary hypertension. JACC Cardiovasc Interv. 7：1297-1306, 2014.
7) Galiè N, et al.：Pulmonary microvascular disease in chronic thromboembolic pulmonary hypertension. Proc Am Thorac Soc. 3：571-576, 2006.

6 カテーテル挿入下心肺運動負荷試験による治療適応と治療効果の検討

1 運動負荷を行う意義

　肺血管床は，低圧系で肺血流の増加にも最小限の肺動脈圧上昇で対応しうるシステムをもっていること，および安静時には肺血管床の約55％しか使用されておらず，約45％は生理学的死腔を形成して肺血管床には余裕があることから，肺血管床が50％以上障害されないと肺動脈圧は上昇しないとされている[1]．したがって，肺動脈圧が上昇して発見される肺高血圧症は，血管障害はほぼ全領域近くに及んでおり，病状が進行していると考えられる．運動などの負荷で肺血流量が増加すると，容易に肺動脈圧が上昇する例では，安静時の肺動脈圧が正常でも，潜在的にある程度の肺血管床の障害があり，早期（あるいは潜在的）肺高血圧症であるといえる[2,3]．運動負荷を行い肺動脈圧の異常な上昇を検出することは，早期介入が可能な早期（あるいは潜在的）肺高血圧症の発見につながり，また，CTEPH症例では肺動脈へのインターベンションの必要性を判定でき，また治療後の評価にも役立てることができる．

2 運動中の肺動脈圧の正常値

　第4回肺高血圧症ワールドシンポジウム以前の肺高血圧の定義は，安静時平均肺動脈圧（mean PAP：mPAP）＞25 mmHgまたは運動時mPAP＞30 mmHgであったが，運動のレベルやプロトコールが決まっていないことや，年齢が上がるにつれ運動時のmPAPが高値となることなどから，運動時のmPAPのカットオフ値は第4回のワールドシンポジウム以降除外された[4〜6]．

　現在得られる運動時のmPAPに関する健常人の検討からいえることは，心拍出量 cardiac output（CO）が10 L/min以下であれば，mPAPは30 mmHgを超えないということであろう．よって，この基準を上回る場合は，肺血管床には異常があると考えられる[7,8]．

　また，COをx軸に，mPAPをy軸にして，運動中の値をプロットし，1次回帰を行う（mPAP-CO slope）と，健常人では回帰係数（傾き）が3を超えないとされる（図1）[7]．傾きが急峻であれば，運動によってmPAPが急激に上昇することを示し，肺血管床には異常があると考えられる．このような検討の際，COではなく，workloadで代用するという方法もあるが，同じworkloadでもCOは個人差が大きく推奨されていない．

　また，正常の肺循環においては，運動中は安静時と比し肺血管抵抗 pulmonary vascular resistance（PVR）は低下する．運動中のPVRが3単位を超えないということも参考となる．

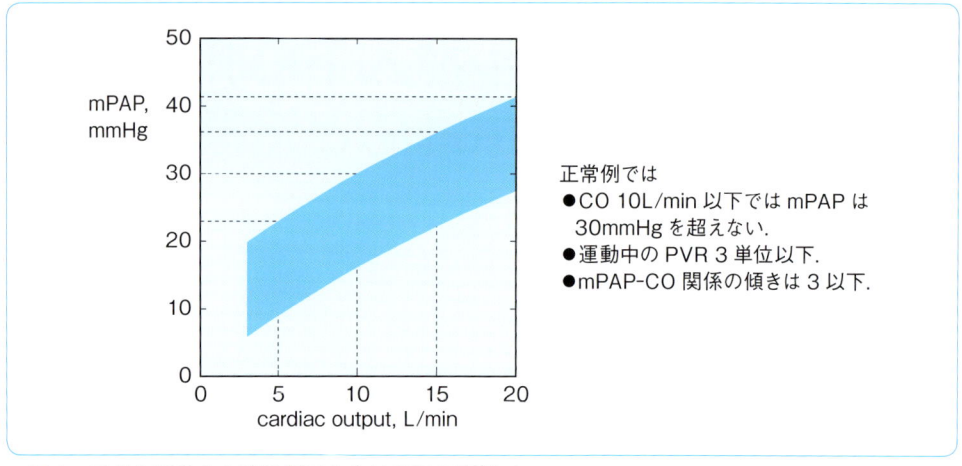

図1 正常な運動中の肺動脈圧と心拍出量の関係 (Lewis GD, et al.：Circulation, 1470-1479, 2013 より)

正常例では
- CO 10L/min 以下では mPAP は 30mmHg を超えない．
- 運動中の PVR 3 単位以下．
- mPAP-CO 関係の傾きは 3 以下．

CTEPH 症例では，他の分類の肺高血圧症より発症年齢が高く，左室拡張障害を合併している症例も含まれるため，mPAP の上昇は運動中の肺動脈楔入圧 pulmonary artery wedge pressure（PAWP）上昇による post capillary の要素も含まれることがあり注意が必要である．

運動中の PAWP が 20 mmHg を超える場合は，運動で明らかとなる潜在的な左室拡張障害を考慮する[9]．

ここがポイント　運動中の正常な肺動脈圧

- 心拍出量（CO）が 10 L/min 以下であれば，mPAP は 30 mmHg を超えない．
- mPAP-CO slope の傾きが 3 を超えない．
- PVR が 3 単位を超えない．

3 カテーテル挿入下心肺運動負荷試験（CPX）の実際

a 対象

著者らの施設ではカテーテル挿入下 cardiopulmonary exercise testing（CPX）を下記のような患者に施行している．

① CTEPH 症例で安静時の mPAP はほぼ正常であるが，労作時息切れなどの症状があり，PTPA もしくは肺動脈内膜摘除術 PEA の適応が検討されている症例．

② CTEPH 症例で PTPA もしくは PEA 治療後，薬物療法後の評価が必要な症例．

③ 膠原病症例で，安静時の mPAP が正常例における PH の早期発見目的．

著者らの施設では，CTEPH 患者におけるカテーテル挿入下 CPX は，安静時 mPAP 30 mmHg 以下の症例を対象とし，通常の右心カテーテル検査および肺動脈造影の後に，カテーテル検査室で施行している．

b 測定項目

① 圧モニター（動脈ライン：動脈圧，右心カテーテル：PA 圧，PAWP）
② 心電図モニター（ECG，HR）
（高齢者で虚血性心疾患が否定できない症例では，12 誘導心電図もモニターする）
③ 酸素飽和度測定（SpO_2，SaO_2，SvO_2）
④ 呼気ガスモニター（酸素摂取量 VO_2，二酸化炭素排出量 VCO_2，換気量 VE）

③④の SaO_2（％），SvO_2（％），VO_2 は Fick の式による CO 計算のために必要である．（計算式は後述）

c 方法（図2）

まず，内頚静脈より右心カテーテルを挿入する．カテーテルの位置は，deflate すると PA 圧，inflate すると PAWP が表示されるところに固定する．運動負荷試験中に inflation と deflation の操作を行うことになるため，確実に PAWP が出る肺動脈の枝を選択することが重要である．

その後，エルゴメータつきの検査台に移動，もしくは足元に着脱型エルゴメータをセットする．右心カテーテルのゼロ点を設定する．当施設では，完全に臥位で行うことを基本としており，その際には，右房の高さである前胸骨と背中のちょうど中間である，胸中部ラインをゼロ点に設定する．坐位で施行する場合は，胸骨角より 10 cm 下を右房とし，ゼロ点を設定している．またゼロ点設定の際は，呼吸は停止せず，正常の呼気終末の数値を用いるようにする．

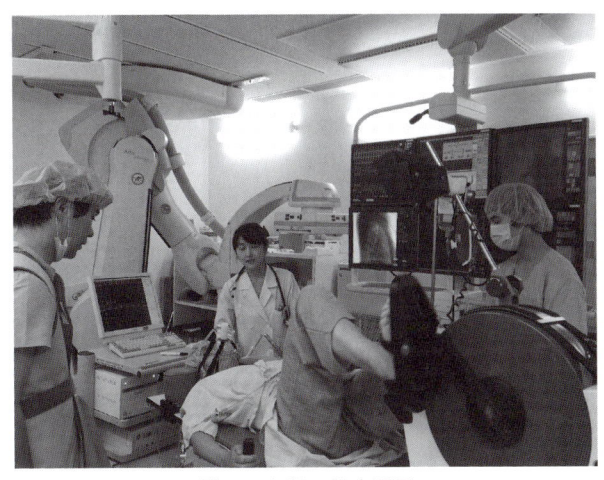

図2 実際の検査風景

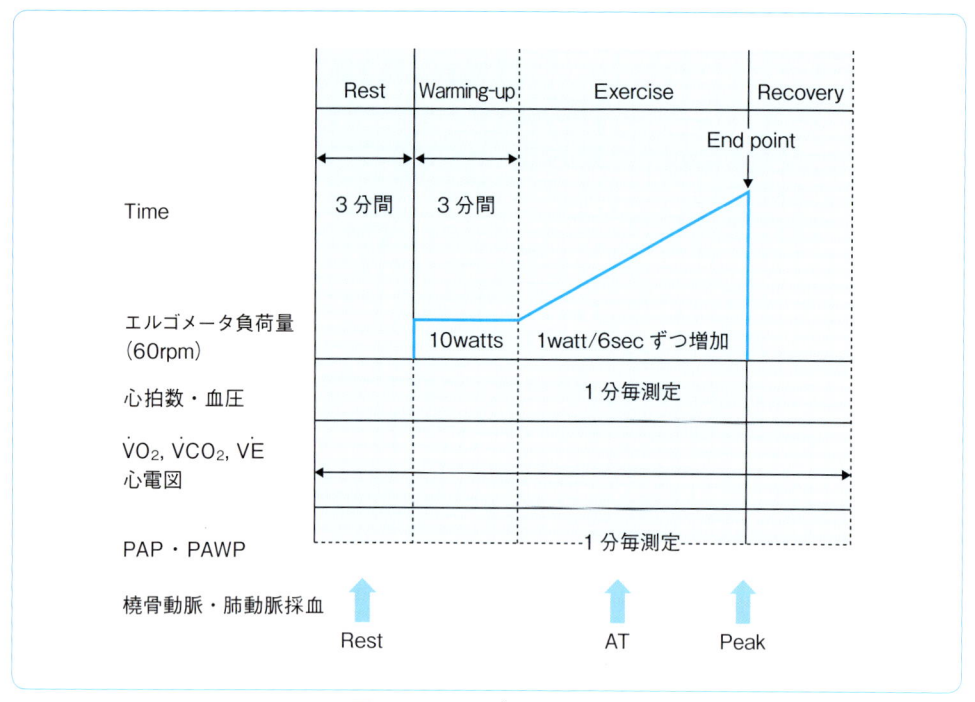

図3 Ramp プロトコール

次に，CPXのセッティングを行う．空気の漏れがないようにマスクを装着する．CPXでは主にVO_2を測定し，VO_2とVCO_2の関係から嫌気性代謝閾値 anerobic threshold（AT）を求め，負荷の程度を推察し，換気応答を測定する．

動脈ラインを挿入する場合は，左右どちらかの橈骨動脈に挿入し，運動負荷中，動脈圧をモニターし，適宜動脈血ガスを採取する．動脈ラインを挿入しない場合は，SaO_2は経皮モニターのSpO_2で代用する．動脈ラインのゼロ点を右心カテーテルのゼロ点と同じ高さで設定する．

d 負荷試験中

著者らの施設では，3分間の安静の後，3分間10Wの負荷でwarming-upを行い，1分間に10Wずつ負荷量が増えるRampプロトコールで，症候限界まで運動負荷を施行している（図3）．

運動が始まったら，PA圧とPAWPを1分ごとに測定する．

運動中の採血は，安静時，AT時，運動の終了直前の3回，橈骨動脈と肺動脈より施行している．運動中にAT pointがわかりにくい場合は，候補となりそうな時点で採血をする．mPAP-CO slopeを細かくプロットしたい場合は，1分ごとに採血をしてもよい．

負荷にてSpO_2が低下する症例では，運動終了直後に，CPXのマスクを外し，酸素投与を行う．虚血性心疾患の可能性が少しでもある場合には12誘導心電図をモニターする．

e 中止基準

運動の中止基準は，通常の運動負荷試験の中止基準に基づく．

PH患者に特徴的なポイントとしては，CPXを施行する際は，酸素投与下では施行できないため，普段在宅酸素療法を行っている患者でも酸素投与なしで運動負荷を行う．そのためSpO_2の低下に十分注意が必要である．著者らの施設ではSpO_2 80％以下を中止基準としている．

4 結果の解釈

Fickの式に基づき，おのおのの負荷の時点でのCOおよびPVRを算出する．計算式を下記に示す．

$$CO\ (L/min) = VO_2 \times 10 / 1.34 \times Hb \times (SaO_2(\%) - SvO_2(\%))$$
$$PVR\ (単位) = (mPAP - PAWP) / CO$$

TPG（transpulmonary gradient）(mmHg) = mPAP - PAWP も pre capillary を反映した値として参考となる．TPGの正常値は12 mmg以下と考えられる．

また，mPAPはstroke volumeや肺動脈のコンプライアンスの影響を受けやすいため，最近は肺動脈圧の拡張期圧 diastolic pulmonary artery pressure（dPAP）からPAWPを引いた，DPG（diastolic pulmonary vascular gradient）(mmHg) = dPAP - PAWP を用いて，左心系の影響を検討することが行われる．

また，算出されたCOをx軸に，mPAPをy軸に，3点（安静時，AT時，運動終点）プロットし，mPAP-CO slopeを1次回帰し，回帰係数（傾き）を求め，CO増加に対するmPAPの反応を評価する．

ここがポイント 運動負荷にて治療適応とされる症例

以下の症例では，PHが労作時の息切れや運動制限の原因となっていることが示唆され，治療（PTPAもしくはPEA）適応となると判断する．

- mPAP 特にTPGが正常以上に上昇する症例．
- mPAP-CO slopeが急峻な症例 （傾きが3以上を異常と考える）．
- PVRが上昇する症例．
- SaO_2もしくはSpO_2が低下する症例．

（合田あゆみ）

参考文献

1) Lau EM, et al.：Early detection of pulmonary vascular disease in pulmonary arterial hypertension：time to move forward. Eur Heart J. 32：2489-2498, 2011.
2) D'Alto M,et al.：Inappropriate exercise-induced increase in pulmonary artery pressure in patients with systemic sclerosis. Heart. 97：112-117, 2011.
3) Grunig E, et al.：Stress Doppler echocardiography in relatives of patients with idiopathic and familial pulmonary arterial hypertension：results of a multicenter European analysis of pulmonary artery pressure response to exercise and hypoxia. Circulation. 119：1747-1757, 2009.
4) Hoeper MM, et al.：Definitions and diagnosis of pulmonary hypertension. J Am Coll Cardiol. 62 (25 Suppl)：D42-50, 2013
5) Kovacs G, et al.：Pulmonary arterial pressure during rest and exercise in healthy subjects：a systematic review. Eur Respir J. 34：888-894, 2009.
6) Argiento P, et al.：Exercise stress echocardiography for the study of the pulmonary circulation. Eur Respir J. 35：1273-1278, 2010.
7) Naeije R, et al.：Exercise-induced pulmonary hypertension：physiological basis and methodological concerns. Am J Respir Crit Care Med. 187：576-583, 2013.
8) Lewis GD, et al.：Pulmonary vascular hemodynamic response to exercise in cardiopulmonary diseases. Circulation. 128：1470-1479, 2013.
9) Maron BA, et al.：The invasive cardiopulmonary exercise test. Circulation. 127：1157-1164, 2013.

第 3 章

PTPA における画像モダリティ

1 ローテーショナル肺動脈造影と 3D 構築画像の有用性

1° PTPA における 3D 構築画像の役割

　肺動脈は血管の走行や灌流域に解剖学な個人差が大きく，主幹部の屈曲はもとより，区域枝の派生する角度や共通幹の存在により，インターベンションはおろか選択的血管造影にもしばしば難渋する．肺動脈造影では正面像，側面像の 2 方向撮影が一般的と思われるが，肺動脈はその分枝の多さからも血管の分離や病変の同定は難しく，やみくもに選択的血管造影を繰り返せば造影剤使用量もかさむ結果となる．これ以外にも透視線量の増加や不要な血管損傷のリスクを伴い，最終的には手術時間の延長につながり，重篤な右心不全患者には手技に伴うデメリットが多くなってくる．

　現在では CT 技術の発達により術前の肺動脈 3D イメージの構築が可能となり，肺血流シンチグラフィの所見と合わせて，より戦略的かつ効率的な PTPA が可能となっている．CT による肺動脈 3D イメージ構築は，非侵襲的な検査であり，PTPA 前の血管情報として有用であるのみならず，治療後の血管開存の評価にも用いることができる（図 1）[1]．しかし，実際の PTPA においては，病変の性状により難易度は大きく異なるため選択的血管造影所見が重要となる．CT 画像上で慢性完全閉塞（CTO）にみえる病変も，実際の血

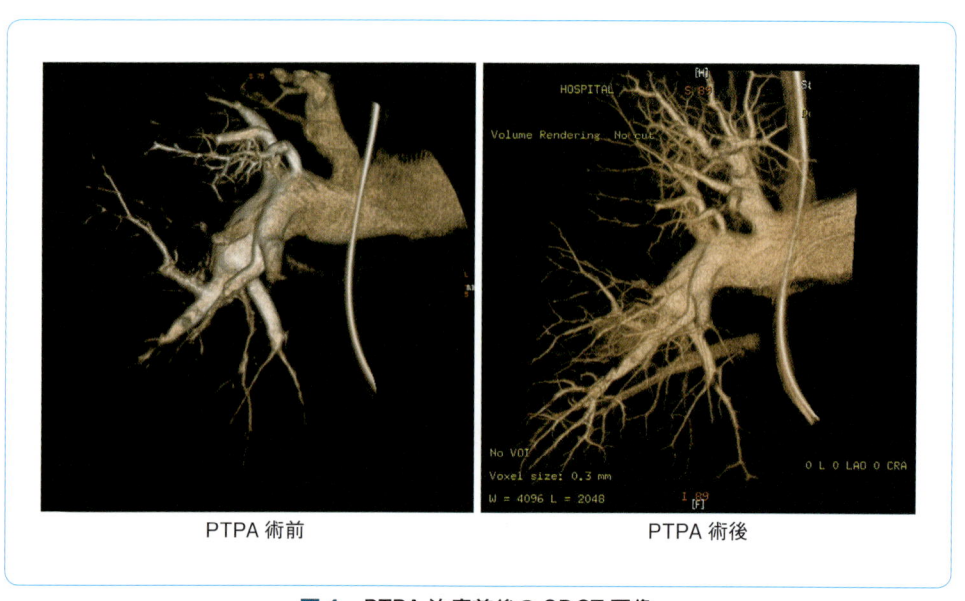

| PTPA 術前 | PTPA 術後 |

図 1　PTPA 治療前後の 3DCT 画像
治療後は肺動脈亜区域枝レベルまで明瞭に描出されている．

管造影ではマイクロチャネルの視認が可能となる例など，得られる所見や病変像が異なることがある．

本項では，PTPA 施行に際して，著者らが有用と感じているローテーショナル肺動脈造影について詳述する．

2 C アーム装置による回転撮影
―ローテーショナル肺動脈造影の有用性―

CTEPH の診断には胸部造影 CT または肺動脈造影が必須であるが，著者らの施設では肺血流シンチグラフィで CTEPH が疑わしい患者には，診断時の肺動脈造影でもローテーショナル肺動脈造影を選択している．これにより造影剤使用量の軽減や PTPA 手技時間自体の短縮につなげている．

CT による肺動脈 3D イメージ画像の有用性はいうまでもないが，刻一刻と変わる撮影角度や，術者が主体的にリアルタイムで画像を動かすことには向かない．そこで著者らの施設では，まず PTPA 直前にシーメンス社（Artis zeego multi-axis®）で提供されているDyna CT を用いてローテーショナル肺動脈造影を行っている（図 2）[2]．近年のフラットパネル検出器（FPD）を搭載した血管造影装置では患者移動の負担もなく，CT 様データが得られるようになっている．血管撮影装置での回転撮影は被写体に円錐状の X 線を照射することから，一般にコーンビーム CT と総称され，主にインターベンショナルラジオロジーの分野で発展してきた技術である．冠動脈などの動的な対象物の撮影には向かないため循環器領域ではあまり知られていないが，肺動脈においては詳細な画像構築が可能であり，PTPA においても非常に有用である．

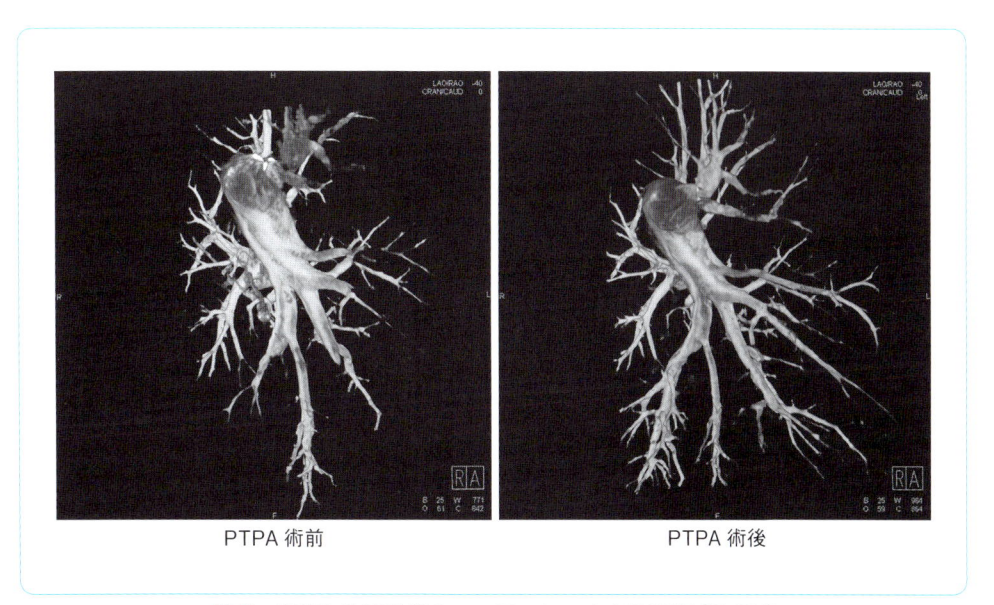

図 2 PTPA 治療前後のローテーショナル肺動脈 3D 画像
全体像の把握や治療後の評価にも用いられる．

a 3D肺動脈イメージの有用性

　ローテーショナル肺動脈造影後に短時間で3D構築も可能であり，詳細な血管造影所見とともに360°回転可能な3D肺動脈イメージが同時に得られる．ここで得られた3Dイメージは，術者が手元の血管撮影装置を動かすことに同期して，イメージも等しい角度に追従して病変の情報を与えてくれる．血管撮影装置と同期して動く3Dイメージがあることで PTPA 中の血管選択の際に，無駄なテストショットなく最適な角度の決定が可能となる．術者は常に3Dイメージを視認しつつ，血管の分離や病変の全体像をより把握できる角度を探し出し，テストショットによる造影剤使用量を大きく減らすことが可能となる．肺動脈解剖の全体像のみならず，肺血流シンチグラフィと合わせて評価することで，その病変の灌流域の推定や，無血管野の同定などにも役立つ．実際の治療手技においても肺動脈の屈曲の程度や区域枝の派生角度等を参考に，より最適なガイディングカテーテルの形状を選択でき，カテーテルにかけるトルク方向やガイドワイヤーを進める際にもイメージを視覚的に補助にしてくれる．

b PTPAに活かす肺動脈造影のコツ

　1回の回転撮影で3D肺動脈画像とCT like imageの両方が作成可能である．CT like imageの呼称は各メーカーによって異なるが，多断面再構成画像 multi-planar reconstruction（MPR）により冠状断，矢状断，前額断と任意で連続の断層面を描出できる．Cアーム装置による回転撮影の概略を示す（図3）．PTPAに活かすローテーショナル肺動脈造影のコツとしては，肺動脈解剖の把握を意図した3D画像を得たい場合は末梢血管まで均一に描出したいため造影剤濃度を濃くする必要があるが，反対にCT like imageではコントラストが高すぎて血管内腔の観察には適さない．CT like imageを目的とした場合には造影剤濃度を低くして撮影する．これにより血管内腔や病変の性状を明瞭に観察することができる．著者らの施設では造影剤濃度を調整し各イメージで2回回転撮影を行っている（具体的には造影剤70％に対して生理食塩水30％，またはその逆の比率で行うことでより詳細な血管イメージが得られることもある）．コーンビームCTによる詳細な肺動脈 MPRイメージがPTPA治療に有用である報告もあり，著者らの施設でも積極的に活用している（図4）[3]．

　将来的には3D構築画像を肺血流シンチグラフィと融合することで，より戦略的かつ効率的に病変の同定を行うことが望ましい．これによりPTPAセッション数自体を減らし，なおかつ，これまでと同等の治療効果が得られるよう工夫の余地がある．

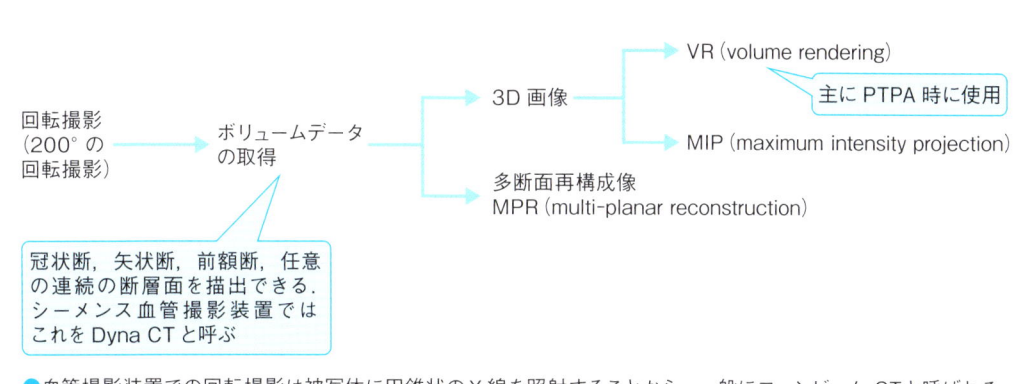

1 ローテーショナル肺動脈造影と 3D 構築画像の有用性

```
回転撮影           ボリュームデータ        3D画像 ─→ VR (volume rendering)
(200°の    ─→    の取得         ─→              主にPTPA時に使用
回転撮影)                               └→ MIP (maximum intensity projection)
                                多断面再構成像
                                MPR (multi-planar reconstruction)
```

冠状断, 矢状断, 前額断, 任意の連続の断層面を描出できる. シーメンス血管撮影装置ではこれを Dyna CT と呼ぶ

- 血管撮影装置での回転撮影は被写体に円錐状の X 線を照射することから, 一般にコーンビーム CT と呼ばれる.
- 1回の回転撮影で 3D 画像と CT Like Image の両方が作成される.
- 3D 画像を目的とした場合は末梢血管まできれいに描出するため造影剤濃度を高くする. CT Like Image も表示できるがコントラストが高すぎて血管や実質臓器の観察には適さない.
- CT Like Image を目的とした場合には造影剤濃度を低くして撮影する. 血管内造影剤, 血管壁, 実質臓器の全体を明瞭に観察できる. 3D 画像も作成できるが造影濃度が低いため肺動脈主幹部から末梢血管まで均一な画像描出ができない.

各メーカーの呼称

メーカー	Cone beam CT
シーメンス	Dyna CT
フィリップス	Xper CT
東芝	Low Contrast Imaging (LCI)

図3　C アーム装置による回転撮影の概略

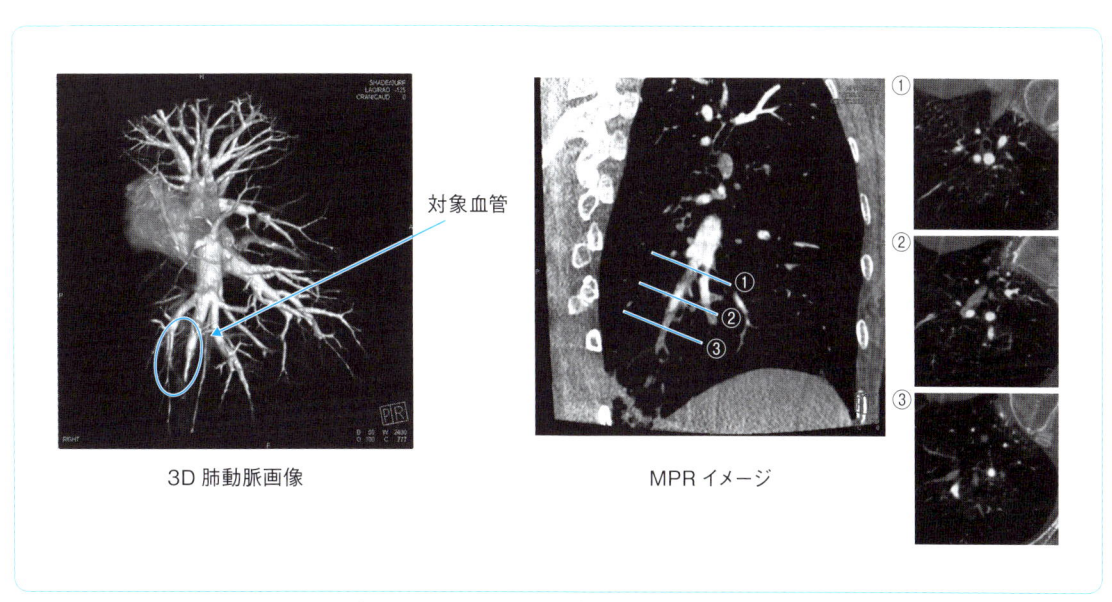

3D 肺動脈画像　　　MPR イメージ

図4　CT like image (MPR) 肺動脈画像

対象血管の短軸断面画像.

ここがポイント
- 肺動脈は解剖学的固有差が大きく，3Dイメージ画像が大いに有用である．
- ローテーショナル肺動脈造影およびそれを用いて構築した肺動脈3D画像は，PTPA手技中に術者の手元の血管撮影装置と同期して動かすことができ，肺動脈のイメージが視覚的に補助され，テストショットを極力減らすことができる．
- 血管撮影装置に同期する3Dイメージが最も有用であるが，施設にモダリティがない場合は，操作室からの協力による撮影角度の指示が必須である．

（栁澤亮爾）

参考文献

1) Kataoka M, et al.：Percutaneous transluminal pulmonary angioplasty for the treatment of chronic thromboembolic pulmonary hypertension. Circ Cardiovasc Interv. 5：756-762, 2012.
2) Yanagisawa R, et al.：Efficacy of 360-degree three-dimensional rotational pulmonary angiography to guide percutaneous transluminal pulmonary angioplasty. EuroIntervention. 9：1483, 2014.
3) Sugiyama M, et al.：Organized thrombus in pulmonary arteries in patients with chronic thromboembolic pulmonary hypertension；imaging with cone beam computed tomography. Jpn J Radiol. 32：375-382, 2014.

2 血管内超音波（IVUS）と光干渉断層映像（OCT）

　IVUS および OCT は虚血性心疾患における冠動脈画像診断法として重要な役割を果たしており，現在わが国では PCI においてほぼすべての症例に使用されるようになってきている．PTPA における肺動脈画像診断法はいまだ確立されていないが，冠動脈領域と同様に重要な役割を果たすことは間違いない．本項では PTPA における IVUS および OCT の使用法と代表的所見について解説する．

1　IVUS と OCT の特徴（表1）

　血管内超音波 intravascular ultrasound（IVUS）は超音波の到達距離が長く，血管構造を含めた全体像や分枝の情報などを得るには優れている反面，分解能が低いために細かな組織性状など質的診断には不向きな点がある．

　これに対して光干渉断層法 optical coherence tomography（OCT）とは，超音波の代わりに 1,300 nm の波長の近赤外線を用いたイメージング法である．OCT の大きな特徴は高い空間分解能にあり，IVUS が 100〜200 μm の解像度であるのに対して，OCT はその10倍の約 10〜15 μm という高画像分解能である．このため，冠動脈領域では IVUS での評

表1　IVUS と OCT の比較

	IVUS	OCT
解像度（axial）	100〜150 μm	12〜15 μm
解像度（lateral）	200 μm	19 μm
プルバック速度	0.5〜1 mm/s	36 mm/s 18 mm/s
浸達度	〜8 mm	1〜2 mm
血流の除去	不要	必要（造影剤）

価が困難である薄い線維性被膜を有した不安定プラークやステント留置後の圧着不全，細かな解離などの描出が可能となり，経皮的冠動脈インターベンション PCI のガイドとして利用されるようになってきている．

近赤外線は赤血球による干渉を受けるため，OCT 画像撮影の際には血液遮断が必要である．冠動脈での撮影と同様にガイディングカテーテルから造影剤や低分子デキストラン，乳酸リンゲルをフラッシュする方法がスタンダードであるが，高圧でのフラッシュは肺動脈毛細血管を損傷し喀血をきたす可能性があるため，造影剤を生理食塩水と 1:1 で薄め，高圧がかからないように圧リミットの設定を調整する必要がある．

2 PTPA におけるイメージング使用法

a IVUS（図1）

血管構造を含めた全体像の観察に有用であり，特に血管径が大きい場合や，血流が悪く

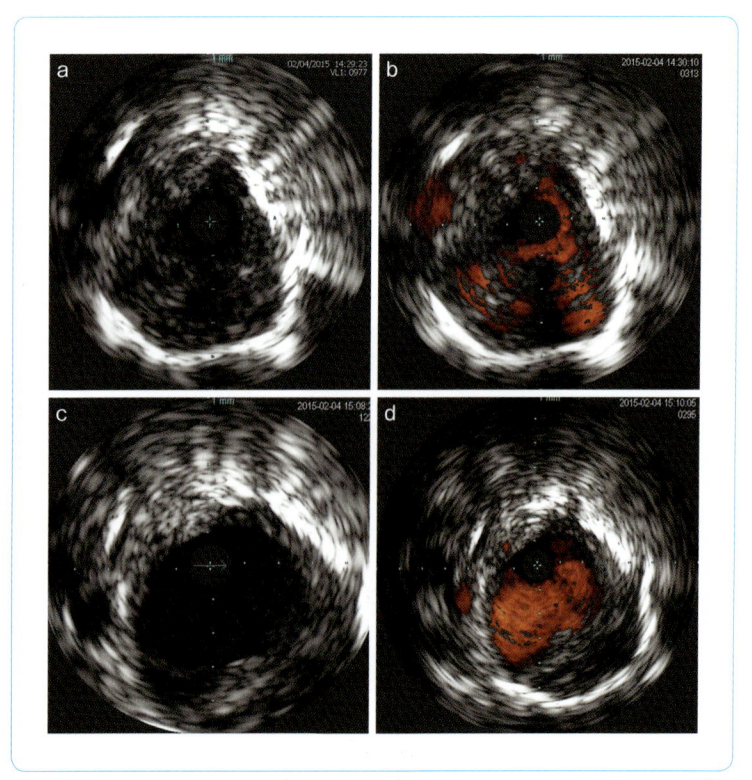

図1 代表的病変の IVUS 画像（a：グレースケール，b：ChromaFlo® Imaging）と拡張後の所見（c, d）
肺動脈内にエコー輝度の低い器質化血栓像を認める．IVUS では肺動脈全体像の評価が可能であり，肺動脈内にエコー輝度の低い器質化血栓像を認める（a）．ChromaFlo® Imaging（VOLCANO Corporation）では血流の詳細な評価が可能である（b）．5 mm バルーンで拡張後，器質化血栓は偏在化し，拡張部の血流が著明に改善している（c, d）．

血液遮断が困難な病変，区域枝近位部で血流遮断が不十分な病変ではより有用である．また，バルーン拡張における対照血管径の評価にも利用可能である．

特に完全閉塞病変ではワイヤーが細い分枝に迷入していないかどうか確認するためにも，バルーン拡張前にはIVUSで観察することをお薦めする．

しかし，OCTに比べて解像度が低く，100 μmよりも薄い隔壁構造などは評価できないことが多い．グレースケールでは血流の評価が困難であるが，VOLCANO社のChromaFlo® Imagingを用いると血流情報が得られるため病変形態の評価や病変内の血流の評価が可能である（図1）．

b | OCT

空間分解能が高いため，細かな病変形態や血管壁の観察が可能である．CTEPHでは血栓形成後にその一部が再疎通し，器質化した"レンコン（蓮根）状構造（lotus-root like structure）"や"蜂巣状構造（honeycomb like structure）"と呼ばれる多腔の隔壁構造が認められることが多い（図2）．隔壁はときにIVUSの解像度よりも薄く，一見病変がな

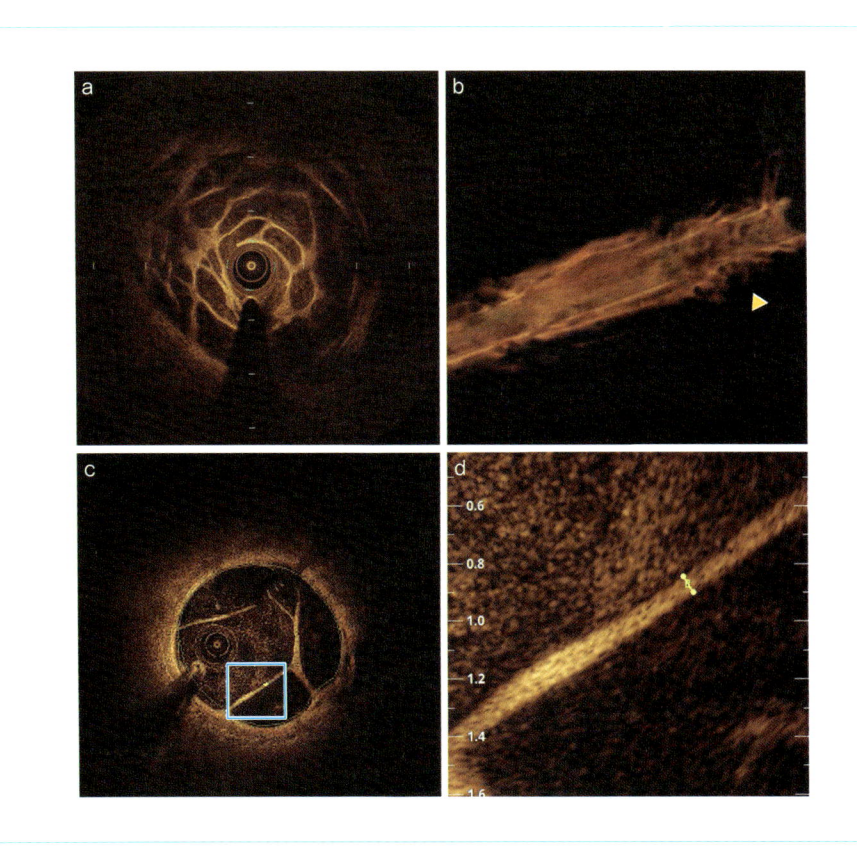

図2 lotus-root like structureの典型的OCT所見（a：2D画像，b：3D画像）
OCTでは病変の詳細な評価が可能であり，典型的な病変ではレンコン状構造・蜂巣状と呼ばれる多腔構造が明瞭に描出される（a：2D画像，b：3D画像）．隔壁の詳細な撮像が可能であり（c），IVUSの解像度（<100 μm）より薄い隔壁を有する病変の観察に優れる（d：隔壁構造は70 μmと計測される）．

いような血管でも100μm以下の隔壁が認められることがあるため，プレッシャーワイヤーを用いた血流の機能的評価やOCTでの観察が重要と考えられる．

　特に重要なポイントとして，これらレンコン（蓮根）状構造や蜂巣状構造は，肺動脈造影の際にそれぞれの隔壁内に造影剤が入り込むために，肺動脈造影では病変部が明確に同定できない場合があり，OCTが病変の同定に非常に有用となる場合がある．なお，これらの病変タイプでは，本幹として機能している隔壁がどれほどの内腔容積を保てているかによって，有意狭窄になる場合と有意狭窄ではない場合が混在しており，プレッシャーワイヤーでの圧較差（または圧比）の計測を同時に行うことで，より正確な病変の同定が可能となる[1]．

　拡張後の病変形態の変化に関しても，OCTが優れている．病変拡張により器質化血栓の隔壁構造は崩壊し，血管壁に押しつけられる（図3）．本幹の拡張により器質化血栓が分枝入口部に押しつけられると側枝の血流が低下することもあるが，器質化血栓がどのように血流を阻害しているか，OCTで観察することも重要である．

　一方，レンコン（蓮根）状構造や蜂巣状構造ではない病変タイプとしては，求心性に充実した器質化血栓が集中しているような病変（図4）が存在する．これらは肺動脈造影にて比較的病変部の同定が容易であるが，固い性状である場合が多いため，レンコン（蓮根）状構造や蜂巣状構造と比較すると，PTPAの際にバルーン拡張にて拡張不十分な場合も多く，十分な拡張を得るためにバルーン拡張を繰り返すなどの工夫が必要となることも多い．

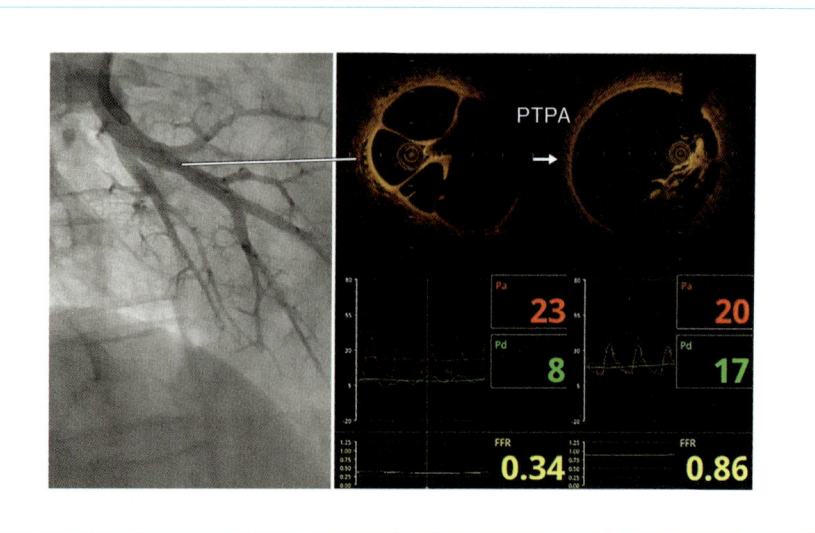

図3　lotus-root like structureの病変に対するPTPA前後のOCTおよび肺動脈内圧所見
病変遠位部の肺動脈内圧はwedge patternであり，末梢にはほとんど血流が伝わっていないことがわかる．この病変の拡張により隔壁が血管壁に圧排され，末梢への肺動脈血流が改善している．

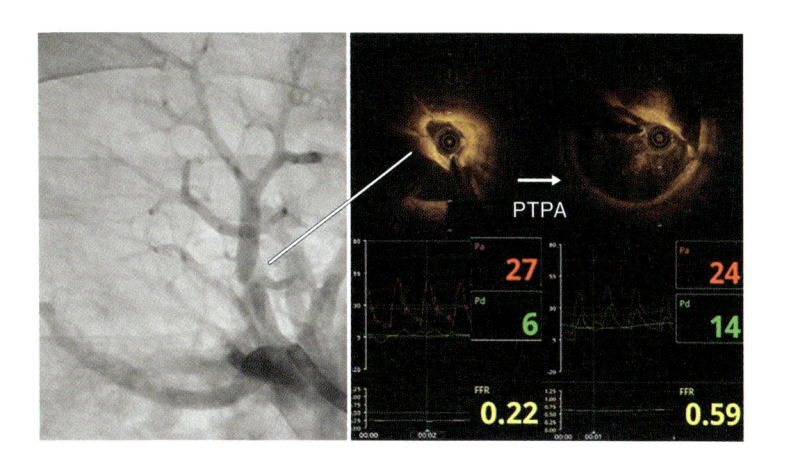

図4 求心性に充実した器質化血栓による病変に対するPTPA前後のOCTおよび肺動脈内圧所見

図3と比較すると，バルーン拡張後にも末梢への血流が十分に改善しておらず（圧比<0.8），複数回のバルーン拡張を行うなどの工夫が必要となることが多い．

ここがポイント

- IVUSおよびOCTは肺動脈領域における画像診断法として重要な役割をはたす．
- IVUSでは血管構造全体の評価が可能であり，拡張の際のバルーンサイズ決定や分枝評価のために使用される．
- CTEPHの病変は多くの場合，蜂の巣状やレンコン状と呼ばれる隔壁で隔てられた多腔構造を形成する器質化血栓が観察され，OCTではその隔壁が明瞭に観察可能である．
- 特に，蜂の巣状やレンコン状の病変では，肺動脈造影では病変部が明瞭ではない場合があり，OCTは病変形態を判断するために有用である．

（石黒晴久）

参考文献

1) Ishiguro H, et al.：Diversity of lesion morphology in CTEPH analyzed by OCT, pressure wire, and angiography. JACC Cardiovasc Imaging. 2015 in press.

第4章

ケーススタディで学ぶ PTPA

中枢性 CTEPH に対する PTPA

　CTEPH のうち，器質化血栓の局在が肺動脈主幹部や左右肺動脈本幹中枢部に主に存在しているものを，中枢性 CTEPH と呼ぶ．中枢性 CTEPH に対しては，基本的には外科的治療法（肺動脈内膜摘除術，PEA）が第一選択の治療法となる．

　しかしながら，

　1）PEA が適応外となるような他臓器合併症が存在する場合．

　2）患者全身状態不良のために PEA がハイリスクと判断される場合．

　3）患者がどうしても開胸による PEA を強く拒否する場合．

においては，中枢性 CTEPH に対する PEA 以外の代替治療法として，PTPA を慎重に検討することも一案である．

　著者らの施設では，中枢性 CTEPH に対して PEA 適応外と判断された症例の中枢性病変に対して，PTPA を慎重に複数セッションで段階的に施行することによって治療に成功した症例を経験しており，以下に症例報告としてまとめる．

1 症例提示

症例：76 歳，男性

病名：中枢性 CTEPH

　中枢性 CTEPH の診断で在宅酸素，抗凝固療法および血管拡張薬の内服加療でも NYHA Ⅳ度の労作時呼吸苦を有し，中枢性病変のため外科的治療が検討された症例である．しかし，年齢および混合性呼吸障害の重症度のために手術適応外とされ，PTPA 目的で著者らの施設に紹介受診となった．右心カテーテルによる心内圧測定では（表 1），内服加療下でも平均肺動脈圧は 41 mmHg，肺血管抵抗は 8.9 Wood 単位と重症肺高血圧で

表 1　血行動態の変化

	治療前	治療直後	6 ヵ月後フォロー
右房圧（mmHg）	6	4	5
肺動脈圧（mmHg）	82/20（41）	49/9（24）	43/10（23）
肺血管抵抗（Wood 単位）	8.9	4.1	2.8
心拍出量（L/min）	3.52	4.16	3.87
6 分間歩行距離（m）	214	—	386
BNP（pg/mL）	142.5	21.3	39.0
NYHA 分類	Ⅳ	Ⅱ	Ⅱ

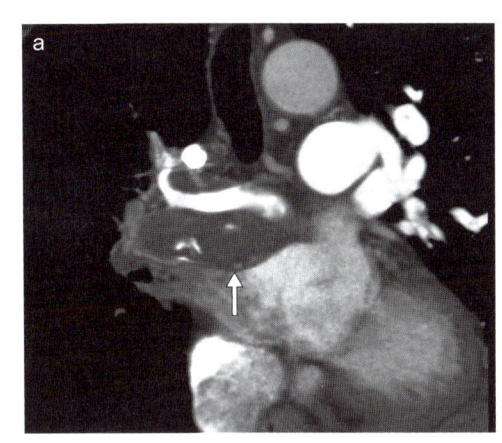

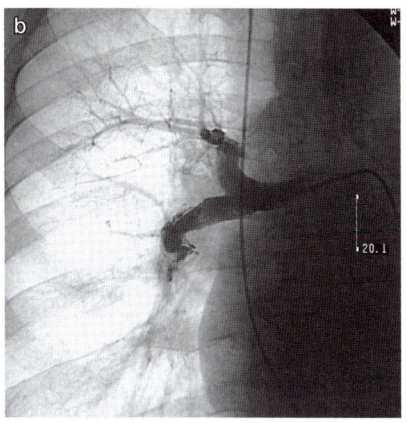

図1 術前の造影CT（a），肺動脈造影（b）
a：右肺動脈中枢部に多量の器質化血栓を認める（矢印）．
b：右肺動脈は区域枝より末梢部がほとんど造影されない．

あり，生命予後も不良な症例と考えられた．

　術前の造影CTでは右主肺動脈に多量の血栓が存在し，肺動脈造影では右肺末梢領域はほとんど造影されていない（図1）．肺血流シンチグラフィでも右肺の血流は著明に低下していた．著者らの施設で治療適応に関して幾度も症例検討し，PTPAによる広範囲の再灌流性肺水腫が致命的となるリスクよりもPTPAにより右肺の血流を改善するメリットが大きいと判断し，本人からインフォームド・コンセントを得たため，PTPAを施行する方針とした．

　この症例では右肺治療後に広範囲の再灌流性肺水腫をきたす可能性を考え，2セッションに分割して段階的に拡張する方針とした（当時はPEPSIやプレッシャーワイヤーを用いた再灌流性肺水腫の予防法が確立していなかった）．

2 PTPAの手技実際

　まず，1回目のセッションでは，下葉枝に少しでも血流を再開させることを優先とした．造影CT所見では，右肺動脈上葉枝分枝部周辺に多量の器質化血栓が存在することがわかる．このため，分枝部を目安としてJudkins右型ガイドカテーテルを運び，肺動脈選択造影を行うと（図2a），わずかに下葉枝への血流が確認された．このため，器質化血栓を避けるように0.014ワイヤー（Cruise®）をマイクロカテーテル（Prominent®）のサポート下で慎重に進めると，A8方向に通過することができた．IVUSで小血管に迷入していないことを確認し，血管径は区域枝入口部でも10 mm以上あることが確認できたため，まず2.5 mmのバルーンから拡張し，6 mmまでサイズアップを行い（図2b），肺動脈血流が改善した程度で終了とした（肺静脈血流はあまり迅速に造影されない，pulmonary

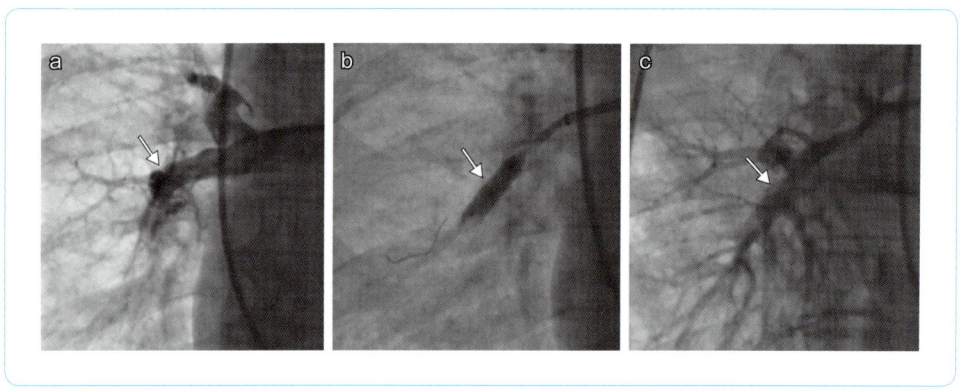

図2 右肺動脈選択造影（a），6 mm バルーンで拡張施行（b），拡張後の造影（c）

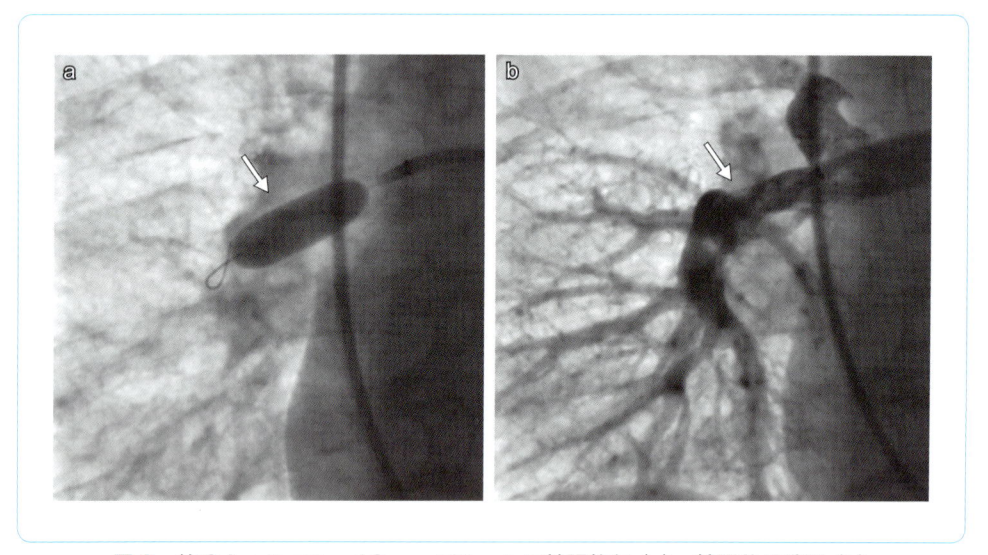

図3 第2セッション，10 mm バルーンで拡張施行（a），拡張後の造影（b）

flow grade（PFG）2で終了：図2c）．術後，血行動態の変化や再灌流性肺水腫の観察のため，ICUに入室したが，特に大きな合併症は認めなかった．このため1週間後に2回目のセッションを施行し，下葉枝に対して10 mmまで追加拡張を行い（図3），上葉枝に対しても5 mmで追加拡張を行った．それぞれPFG 3の良好な血流が得られ，術後も合併症を認めず経過した．

2セッション終了直後に平均肺動脈圧は24 mmHg，肺血管抵抗も4.1 Wood単位と著明に改善を認めた（表1）．NYHA分類Ⅱ度まで自覚症状も改善し，肺血流シンチグラフィ（図4）では右肺への取り込みが改善し，肺血流の著明な改善が得られたことがわかる．治療後1年後のフォローアップでは肺血管抵抗は2.8 Wood単位とさらに改善しており，長期経過でも治療効果が持続して得られていた．

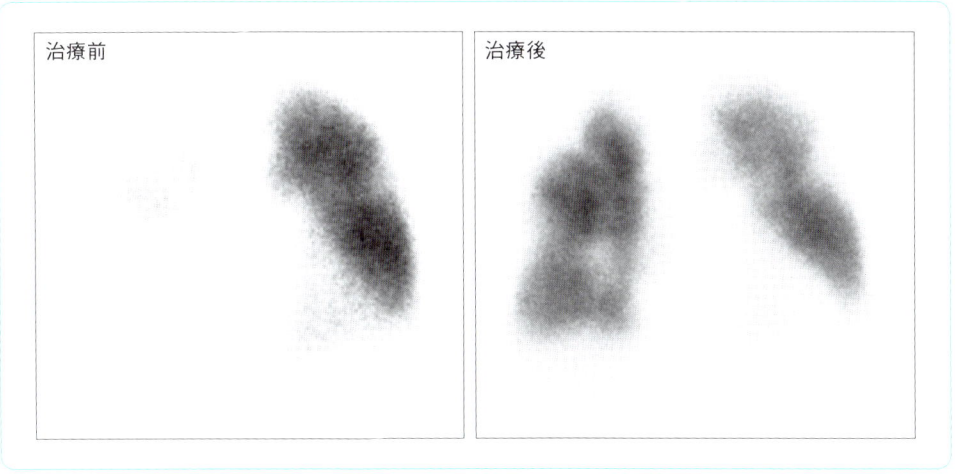

図4 PTPA前後の肺血流シンチグラフィの変化

表2 経皮的肺動脈形成術と肺動脈内膜摘除術の比較

	経皮的肺動脈形成術 PTPA	肺動脈内膜摘除術 PEA
適応	末梢性CTEPH, PEA術後残存PH 中枢例や外科的治療前のbridging therapyとしての適応拡大も検討される	中枢性CTEPH（区域枝よりも中枢）
併存疾患例	併存疾患が存在しても可能	手術適応から外れることが多い
侵襲度	低い	高い
麻酔	局所麻酔	全身麻酔
入院期間　術後ICU管理	短期間（ヘパリン置換期間） 不要	PTPAに比べると長い，術後リハビリ期間必要
死亡率	1％未満（当院成績）	4〜7％（施設により異なる）
治療回数	繰り返し施行可能	複数回は困難
治療手技	器質化血栓をバルーンで拡張 血管径＞10 mmでは完全拡張困難	内膜ごと血栓を摘除 末梢例では治療困難
問題点	再灌流性肺水腫・肺血管損傷 器質化血栓量が多い病変では不完全拡張	術後再灌流性肺水腫（10〜40％） 術後残存PHの問題（5〜35％） 周術期合併症の問題
特徴	圧較差が評価可能（プレッシャーワイヤー） 再灌流性肺水腫の抑制法（PEPSI）	

　本症例は中枢性CTEPHに対するPTPAの世界で初めての報告例であり[1]，末梢病変と同様に段階的に拡張することで安全に手技可能であることが示された．プレッシャーワイヤー（p.59参照）やPEPSI（p.67参照）を用いれば，さらに安全に施行できる．また，ローテーショナル3D肺動脈造影（p.96参照）で肺動脈区域枝を理解し，肺血流シンチグラフィで血流低下がどの領域が中心かを考え，区域枝にワイヤーを通過させる際にもIVUSなどのイメージングデバイスを用いることで，より高い効果が得られると考えられる．

一方で，PTPAでは器質化血栓を摘除できず，血流が通過するためのルートを作るのに過ぎないため，器質化血栓量が多い中枢型CTEPH治療の第一選択は外科的なPEAであることに変わりはない．しかし，手術適応外とされた症例における新たな選択肢として，PTPAがもたらす役割は大きいと考えられる．また，PEAは術前の肺血管抵抗が高いほど手術リスクが高いことが知られているため，PTPAを先行することが外科的治療を安全に施行するためのbridging therapyとしての役割を担う可能性も考えられる．PTPAとPEAのそれぞれの特徴を考慮し（**表2**），内科・外科それぞれの観点から症例ごとにより良い治療法を検討することが重要である．

> **レクチャーポイント**
> - 中枢性CTEPHでも段階的に拡張することでPTPAが施行できる可能性がある．
> - ただし，器質化血栓量が多い中枢型CTEPH治療の第一選択は，あくまでもPEAであり，PTPAは手術適応外とされる症例においてのみ検討の余地がある．
> - 解剖学的に灌流範囲の大きな区域枝にワイヤリングすることが望ましい（ワイヤー通過後にイメージングデバイスを用いた評価を行う）．
> - ワイヤー通過後にIVUSを用いて病変の局在や性状の観察を行い，他の灌流範囲の広い区域枝を閉塞しないか，またワイヤーが本幹でなく血管径の細い側枝に迷入していないか，確認することが必要である．
> - 中枢病変ほど灌流範囲が大きいため，再灌流性肺水腫をきたした場合には重症化しやすいことを理解する．
> - 今後，外科的治療適応例においても，手術リスクを下げるbridging therapyとしての役割も担う可能性があり，症例ごとに肺高血圧症専門チームでの検討が重要である．

（石黒晴久）

参考文献

1) Ishiguro H, et al.: Percutaneous transluminal pulmonary angioplasty for central-type chronic thromboembolic pulmonary hypertension. JACC Cardiovasc Interv. 6: 1212-1213, 2013.

2 多臓器障害と右心不全を合併した重症CTEPHに対するPTPA

　PTPAはPEAと異なり，全身麻酔による開胸術および完全循環停止を必要とせず，局所麻酔下でのカテーテル治療であるため，低侵襲で行うことができる[1,2]．世界的にはいまだ一般的な治療法とはされていないPTPAだが，併存合併症によりPEAがhigh riskと考えられるCTEPH症例に対しての治療の選択肢になりうると考える．本項では著者らが経験した，多臓器障害と右心不全を合併した重症CTEPH症例へのPTPAについて報告する[3]．

1 症例提示

症例：56歳，男性
病名：末梢型CTEPH

　6年前より呼吸困難を自覚し，徐々に増悪するため近医を受診した．肺血流シンチグラフィの楔状欠損および肺動脈造影検査での区域枝，亜区域枝での造影欠損より，末梢型CTEPHと診断された．抗凝固療法（ワルファリン内服）が開始されたが，症状はNew York Heart Association（NYHA）分類でⅢ度まで増悪した．その後，酸素吸入とともに選択的肺動脈拡張薬であるボセンタン，シルデナフィル，ベラプロストの内服が開始となったが改善はなく，さらに右心不全に伴う浮腫による体重増加も出現した．利尿薬，カテコラミンを併用するも治療抵抗性であり，著者らの施設へ転院となった．

　入院時の検査所見を**表1**に示す．肝・腎機能も低下しており，多臓器障害を呈していた．右心カテーテル検査では平均右房圧（mean RAP）は22 mmHgであり，余命は1ヵ月程度であると推定され[4]，早急にさらなる治療介入が必要であった．コントロール不良のCTEPHであり，従来の第一選択であるPEAも検討されたが，本症例では多臓器障害合併例かつ全身状態も不良であり，PEAは非常にリスクが高いと考えられた．

　施設によっては重症右心不全や多臓器障害の合併例でもPEAを検討されうるが，PEAの経験が豊富な施設は限られており，本症例ではPTPAを選択した．

2 PTPAの手技実際

　手技前にワルファリン内服を中止し，ヘパリン化を行った．ACTは250〜300秒にコントロールした．下大静脈フィルター留置後であったため，経内頸静脈アプローチによる手技を行った．重度の肺高血圧症（**表1**）では，多枝に対しての一期的な再灌流は致死的な

表1 臨床指標の経時変化

	PTPA前	2度目のPTPA前	5回目のPTPAから3ヵ月後
平均右房圧（mmHg）	22	11	2
肺動脈圧（mmHg）収縮期/拡張期（平均）	79/24（41）	70/17（36）	38/7（20）
肺動脈楔入圧（mmHg）	6	9	6
心係数（L/min/m^2）	2.4	3.4	4.3
肺血管抵抗（Wood単位）	14.6	7.9	3.3
BNP（pg/mL）	628	390	27
総ビリルビン（mg/dL）	4.5	3.4	0.9
eGFR（mL/min/1.73m^2）	50	69	90
尿酸（mg/dL）	14.3	8.4	5.5
動脈血酸素分圧（mmHg）	53.8	52.8	111
6分間歩行距離（m）	227	—	490
体重（kg）	89.6	71.9	69
酸素投与量	10 L/min・リザーバーマスク	6 L/min・マスク	2 L/min・経鼻カヌラ

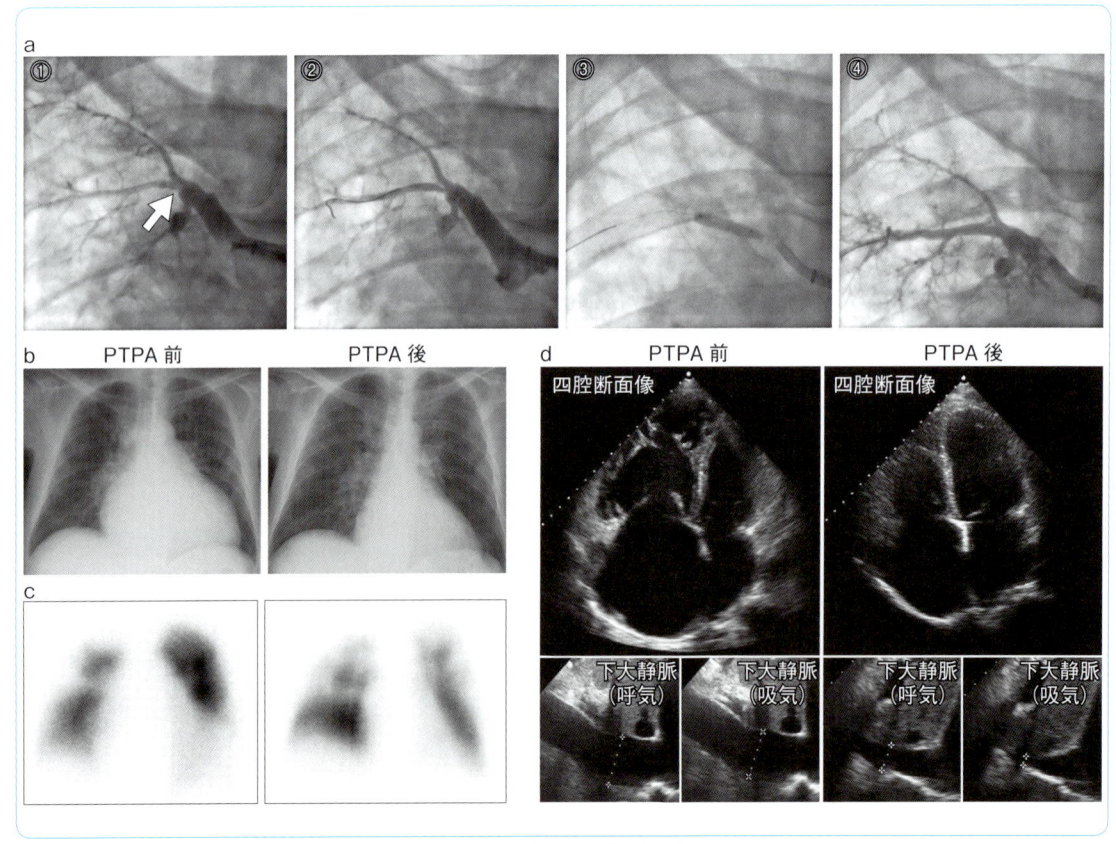

図 PTPA前後の画像所見比較

a：右A2に対するPTPAの実際．PTPA前の選択的肺動脈造影を①に示す．亜区域枝分岐手前に病変を認める（矢印）．病変にワイヤーを通過させた（②）後にバルーンで拡張（③）．PTPA後に病変部の拡張および末梢の良好な造影所見を得た（④）．

b～d：5セッション12区域へのPTPAによる治療後の画像所見の変化を示す．
胸部X線写真（b）では心胸郭比の縮小を認めた．肺血流シンチグラフィ（c）では両肺への均等な血流分布を認める．心臓超音波検査（d）では右心系への負荷の改善（右室，右房径の縮小および下大静脈の呼吸性変動を認める）．

肺水腫をきたす危険性が高く，1セッションごとの治療部位は肺水腫予測点数化指標 PEPSI に準じ[2]，手技は複数回にわけて行った．

1回目のセッションでは右 A7 と A9 に PTPA を行った．治療後の胸部 X 線で軽度の肺水腫を認めたものの，3日後には改善した．初回 PTPA から1週間後に2回目の PTPA を行った．右心カテーテル検査では mean RAP は 11 mmHg まで低下しており，2区域の再灌流のみで血行動態の著明な改善を認めた．3回目のセッション終了時には右心不全，多臓器障害の改善を認め，退院に至った．

その後，再入院し4回目，5回目のセッションを行い，残存病変に対し PTPA を施行した．合計12区域に対し PTPA を施行した結果，5回目のセッションから3ヵ月後に行った follow-up study において，血行動態はほぼ正常化していた（表1）．

同様に胸部 X 線上での心胸郭比，肺血流シンチグラフィでの perfusion，心臓超音波検査での右心負荷も改善していた（図b～d）．

本症例の経験からも，重度の右心不全や併存合併症により外科手術がハイリスクの症例では，本来外科治療の適応であったとしても，早急に全身状態の改善を図るために PTPA を先行して行うことも，治療戦略の一つとして考慮される．

レクチャーポイント

- 多臓器障害と重症右心不全を合併した CTEPH 症例に対して，利尿薬やカテコラミンなどの集約的薬物療法のみでなく，治療早期の段階における PTPA 施行がきわめて有効な治療戦略となる場合がある．
- 特に，少量の造影剤にて 1～3 病変程度の少数病変を PTPA によって治療することで，その後に劇的な循環動態の改善を認め，結果的に多臓器障害と重症右心不全からの容易な離脱につながる可能性がある．
- 残存病変に対しては，多臓器障害と重症右心不全から離脱後に後日改めて PTPA 治療を施行する．
- 症例ごとに全身状態を慎重に判断し，最適な PTPA の施行タイミングを決断すべきである．

（末岡順介，志村亘彦，伊波　巧）

参考文献

1) Kataoka M, et al.：Percutaneous transluminal pulmonary angioplasty for the treatment of chronic thromboembolic pulmonary hypertension. Circ Cardiovasc Interv. 5：756-762, 2012.
2) Inami T, et al.：Pulmonary edema predictive scoring index (PEPSI), a new index to predict risk of reperfusion pulmonary edema and improvement of hemodynamics in percutaneous transluminal pulmonary angioplasty. JACC Cardiovasc Interv. 6：725-736, 2013.
3) Inami T, et al.：Percutaneous transluminal pulmonary angioplasty for chronic thromboembolic pulmonary hypertension with severe right heart failure. Am J Respir Crit Care Med. 189：1437-1439, 2014.
4) D'Alonzo GE, et al.：Survival in patients with primary pulmonary hypertension：results from a national prospective registry. Ann Intern Med. 115：343-349, 1991.

第5章

PTPAにおけるエビデンス

1 PTPA後の短期効果と長期効果
―国内外のエビデンスをまとめて―

　本治療法についての文献報告は，2001年のFeinsteinら以降，10年間ほど報告が乏しかったが，著者らを含め日本の数施設を中心として，2012年以降に複数の文献報告がされた．以下に，2015年4月までに論文として報告された肺動脈形成術の治療効果についてまとめる（表1）．

表1　肺動脈形成術の治療効果に関する文献報告内容の要約

文献	患者数	患者年齢（歳）	患者1人あたりのセッション数	フォローアップ期間
Feinstein, et al. 2001[1]	18	51.8	2.6	36ヵ月
Sugimura, et al. 2012[2]	12	58±13	5±2	1.3±0.6年
Mizoguchi, et al. 2012[3]	68	62.2±11.9	4 [2〜8]	1.0±0.9年 (57人)
*Kataoka, et al. 2012[4]	29	62.3±11.5	1.8±0.9	6.0±6.9ヵ月 (28人)
Andreassen, et al. 2013[5]	20	60±10	3.7±2.1	3ヵ月 (18人)
*Inami, et al. 2013[6]	54	63.5 [54.8〜70.2]	2 [2〜4]	6.4 [4.5〜8.6]ヵ月 (44人)
Fukui, et al. 2014[7]	20	67±9	3.2±0.9	4.0±0.8ヵ月
Taniguchi, et al. 2014[8]	29	67.3±11.1	2.97	0.92±0.52年 (23人)
*Yanagisawa, et al. 2014[9]	70	63 [51〜70]	65歳未満：4 [3〜5]　65歳以上：3 [2〜4]	65歳未満：13.0 [7.0〜17.3] (39人)　65歳以上：12.8 [7.5〜18.9] (30人)
*Inami, et al. 2014[10]	68	62±14	3.1±1.5	17.4±9.3ヵ月 (54人)
*Inami, et al. 2014[11]	103	65 [53〜72]	3.0 [2.0〜4.0]	14.0 [7.6〜21.9]ヵ月 (83人)
Fukui, et al. 2015[12]	25	67±10	3.6±1.8	3.2±4.0週
Tsugu, et al. 2015[13]	25	64.9±15.2	―	―
*Shimura, et al. 2015[14]	9 (PEA後の患者のみ)	55.1 [44.9〜61.7]	5.0 [3.0〜7.0]	1.9 [1.3〜3.3]年

データ：平均値，平均値±標準偏差，中間値(range)，中間値[25〜75%パーセンタイル]のいずれかにて記載．
＊著者らの自施設論文
PEA：肺動脈内膜摘除術　pulmonary endarterectomy

また，図1に2015年1月において，著者らの文献を参考に，血行動態変化を図示する．

表1および図1から考察すると，患者1人あたり3～4セッションのPTPAを施行することによって，肺高血圧症（診断基準：平均肺動脈圧25 mmHg以上）から離脱できるまで改善できることがわかる．また，3ヵ月から半年程度の短期効果だけでなく，1年以上の経過においても治療効果が持続していることが報告されており，1年前後までは良好な経過が継続するといえる．

また，肺水腫や再灌流性肺障害や血管損傷などの合併症発生率は，特に国内各施設からの報告では，初期のFeinsteinの2001年時の報告[1]に比べて，良好な成績を収めているといえる．

（症例報告は除き，複数患者での治療前後の血行動態変化が記載されている文献のみ）

治療前平均肺動脈圧 (mmHg)	治療後平均肺動脈圧 (mmHg)	肺水腫・喀血など合併率	患者数あたりの心肺関連死亡率
43.0±12.1	33.7±10.2	肺水腫が患者の61%	6%
43.2±9.5	24.8±4.9	喀血が患者の50%	0%
45.4±9.6	24.0±5.8	再灌流性肺障害が患者の60%（人工呼吸器管理を要した重症例は6%）	3%
45.3±9.8	31.8±10.0	肺水腫が総セッションの53%	3.4%
45±11	33±10	肺水腫が患者の35%	10%
43 [38～53]	25 [21～29]	総セッションのうち血管合併症5%・肺水腫38%	1.9%
39.4±7.6	27.3±8.5	0%	0%
39.4±6.9	22.5±5.7	総セッションのうち喀血・血痰31%	3.4%
65歳未満： 42 [33～46] 65歳以上： 41 [38～51]	65歳未満： 26.0±1.4 65歳以上： 23.5±1.5	総セッションのうち肺水腫が65歳未満23.4%，65歳以上26.3%	1.4% (65歳未満0%，65歳以上3.2%)
42.9	25.0	総セッションのうち肺水腫7%，血痰2.3%，喀血3.3%，血管亀裂2.3%，ワイヤー穿孔0.9%	1.47%
41 [34～47]	21 [18～28]	総セッションのうち肺水腫22.6%（臨床的に対応が必要な肺水腫は6%，人工呼吸器管理を要した重症例は0.6%），血管亀裂（血管外漏出なし）2%，血管損傷（血管外漏出あり）8%	0.97%
35.8±10.3	23.0±5.1	0%	0%
38.9±8.2	17.6±3.7	―	0%
43 [30～52]	26 [21～29]	総セッションのうち肺水腫2.3%	0%

注意：肺水腫や再灌流性肺障害および血管損傷の定義や重症度については，各論文また各施設によって判断が異なるため一概に比較は困難であるが，各論文内に記載されている数値を参考とした．また，観察期間は，初回セッションから開始の場合と，最終セッションからの場合が各論文によって混在しており，かつ，各患者への初回から最終セッションまでの期間が明記されていない場合もあり，正確な比較はできずおおむねの参考的数値とされたい．

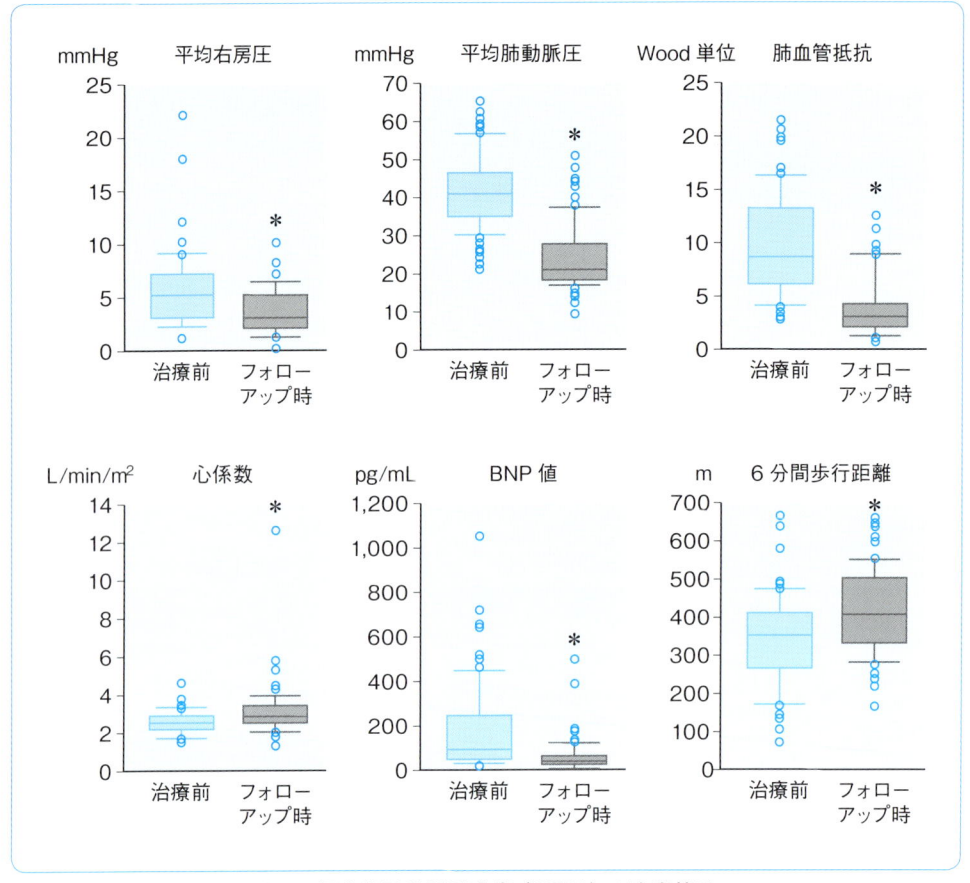

図1 経皮的肺動脈形成術（PTPA）の治療効果
患者；83人，観察期間；中間値1年2ヵ月；*$p<0.05$
（Inami T, et al.：JACC Cardiovasc Interv, 1297-1306, 2014 より）

ここがポイント　PTPA 直後の治療効果

　上記の文献的報告は，PTPA 後にある程度の期間をおいてのフォローアップ時点での効果についてである．一方，PTPA セッション終了直後については，どの程度の血行動態の変化を認めるかについて，表2 に著者らの自施設経験を参考に示す．

　この結果からわかるように，PTPA セッション終了直後，すでに血行動態の改善を認める患者もいるが，セッション終了直後に PTPA 前と比較して明らかな血行動態の変化を認めない患者もいる．表2 の解析では，いずれの血行動態指標ともに，セッション直前と直後で比較して統計的有意差はない．

　著者らの経験では，病歴期間や病変の固さなど，多くの要因によって PTPA 直後の血行動態の変化には患者個体差があるが，数日後からは血行動態の改善が始まる．PTPA の治療効果が血行動態に反映されるには，数日〜数ヵ月を要する場合があることを念頭に置いておくべきである．

表2 PTPAセッションの直前と直後の血行動態比較(患者28人の合計約50セッションでの解析)

	PTPAセッション直前	PTPAセッション直後	p値
平均右房圧，mmHg	5.2±0.6	5.0±0.6	p=0.82
平均肺動脈圧，mmHg	41.8±1.7	40.8±1.7	p=0.42
心拍出量，L/min	3.8±0.2	3.9±0.2	p=0.55

データ：LS mean ± SE　　　　　　　　　　　　(Kataoka M, et al.：Circ：Cardiovasc Interv, 756-762, 2012 より)

PTPA における今後の課題

上記のように，比較的安全かつ良好な治療成績を収めることができる PTPA であるが，いまだ課題もある．以下に著者の考える課題を列挙する．

- 3〜5年以上の PTPA 長期成績について，特に多施設での検討が望ましい．
- PTPA 後の再狭窄率についての詳細な解析が必要．
- バルーン拡張のみでなくステント留置の必要性や意義についての検討が必要．
- 肺水腫や再灌流性肺障害のメカニズム解析が必要であり，基礎的アプローチからの合併症軽減のための検討が望ましい．
- 肺動脈内膜摘除術 PEA と PTPA を組み合わせたハイブリッド治療のあり方の検討が望ましい．
- PTPA を施行すべき適切なタイミングについての検討が必要．
- PTPA による改善効果を認める患者が大多数だが，一部の患者では治療効果が乏しい場合があり，その治療反応性の差異が何であるか，詳細な検討が必要．
- CTEPH は，日本人患者と欧米患者では，性差や急性肺塞栓からの移行率など，その病態背景が異なる．日本国内施設からの治療効果成績が，欧米患者においても再現されるかは保証されない．
- PTPA 治療効果や合併症対策について海外施設との連携による世界規模での前向き共同研究が望ましい．

以上のような課題を一つずつ検討し，将来的な患者診療へのさらなる貢献が望まれる．

(片岡雅晴)

参考文献

1) Feinstein JA, et al.：Balloon pulmonary angioplasty for treatment of chronic thromboembolic pulmonary hypertension. Circulation. 103：10-13, 2001.
2) Sugimura K, et al.：Percutaneous transluminal pulmonary angioplasty markedly improvespulmonary hemodynamics and long-term prognosis in patients with chronic thromboembolic pulmonary hypertension. Circ J. 76：485-488, 2012.
3) Mizoguchi H, et al.：Refined balloon pulmonary angioplasty for inoperable patients with chronic thromboembolic pulmonary hypertension. Circ Cardiovasc Interv. 5：748-755, 2012.

4) Kataoka M, et al.：Percutaneous transluminal pulmonary angioplasty for the treatment of chronic thromboembolic pulmonary hypertension. Circ Cardiovasc Interv. 5：756-762, 2012.

5) Andreassen AK, et al.：Balloon pulmonary angioplasty in patients with inoperable chronic thromboembolic pulmonary hypertension. Heart. 99：1415-1420, 2013.

6) Inami T, et al.：Pulmonary Edema Predictive Scoring Index (PEPSI), a new index to predict risk of reperfusion pulmonary edema and improvement of hemodynamics in percutaneous transluminal pulmonary angioplasty. JACC Cardiovasc Interv. 6：725-736, 2013.

7) Fukui S, et al.：Right ventricular reverse remodeling after balloon pulmonary angioplasty. Eur Respir J. 43：1394-1402, 2014.

8) Taniguchi Y, et al.：Balloon pulmonary angioplasty：an additional treatment option to improve the prognosis of patients with chronic thromboembolic pulmonary hypertension. EuroIntervention. 10：518-525, 2014.

9) Yanagisawa R, et al.：Safety and efficacy of percutaneous transluminal pulmonary angioplasty in elderly patients. Intern J Cardiol. 175：285-289, 2014.

10) Inami T, et al.：A new era of therapeutic strategies for chronic thromboembolic pulmonary hypertension by two different interventional therapies；pulmonary endarterectomy and percutaneous transluminal pulmonary angioplasty. PlosOne. 9：e94587, 2014.

11) Inami T, et al.：Pressure-wire-guided percutaneous transluminal pulmonary angioplasty：a breakthrough in the catheter-interventional therapy for chronic thromboembolic pulmonary hypertension. JACC Cardiovasc Interv. 7：1297-1306, 2014.

12) Fukui S, et al.：Exercise intolerance and ventilatory inefficiency improve early after balloonpulmonary angioplasty in patients with inoperable chronic thromboembolic pulmonary hypertension. Int J Cardiol. 180：66-68, 2015.

13) Tsugu T, et al.：Significance of echocardiographic assessment for right ventricular function after balloon pulmonary angioplasty in patients with chronic thromboembolic induced pulmonary hypertension. Am J Cardiol. 115：256-261, 2015.

14) Shimura N, et al.：Additional percutaneous transluminal pulmonary angioplasty for residual or recurrent pulmonary hypertension after pulmonary endarterectomy. Int J Cardiol. 183C：138-142, 2015.

2 薬物治療 vs. 外科治療（PEA）vs. PTPA ―治療効果や予後―

　CTEPHは薬物治療のみでは十分な治療効果を望めないため，標準治療はPEAとされているが，一方でPTPAがCTEPHの新たな治療法として注目されている．本項では，各治療法の概説をあらためて整理するとともに，従来の薬物治療に加えて侵襲的治療であるPEAと，さらにPTPAも可能になった現在における，最新のCTEPHの予後や治療効果について，文献報告とともに自施設データを検証した結果を述べる．

1 各治療法についての概説

a 薬物治療

　薬物治療は，ワルファリンを基本とし，近年エンドセリン受容体拮抗薬・PDE-5阻害剤・プロスタグランジン製剤も使用され[1,2]，最近では可溶性グアニル酸シクラーゼ刺激薬であるリオシグアトといった新規薬剤も登場した[3]．しかし，血行動態や6分間歩行距離が改善するという報告は散見されるものの，予後の改善についてのエビデンスは少ない．西村らによると，薬物治療では5年生存率までは有意差があるものの，5年以上での生存率は明らかな改善を認めないとされる[4]．

b PEA

　CTEPH患者に対して最もエビデンスレベルが高い治療法はPEAである．PEAの適応は日本循環器学会ガイドラインによると，1）平均肺動脈圧が30 mmHg以上，2）肺血管抵抗300 dyne・sec・cm^{-5}以上，3）肺動脈中枢側に血栓が存在，4）患者が強く治療を希望の場合とされる．

　Jamiesonらは摘除血栓内膜から肺動脈の閉塞形態を，Ⅰ型（主肺動脈や葉間動脈に壁在血栓が存在する），Ⅱ型（区域動脈の中枢側に器質化血栓や内膜肥厚がある），Ⅲ型（区域動脈の末梢側に内膜肥厚や線維化組織が存在する），Ⅳ型（細動脈の病変）と4分類に定義し，Ⅰ型とⅡ型が中枢型，Ⅲ型を末梢型，Ⅳ型は手術適応はなしとした[5]．この中枢型がPEAのよい手術適応であり，末梢型では遠隔期を含めて成績不良である．経験のあるサンディエゴPEAチームらの報告も，安藤らの報告とも，おおむね5～10％の周術期死亡率とされる[6]．PEA後の5年生存率は85％前後との報告がある[7]．

c | PTPA

従来は，手術適応とならない患者に対しては薬物治療が唯一の治療方法であった．しかし，日本ではPEAに熟練した施設は少なく，末梢型のCTEPH症例も多い．ゆえに，薬物治療のみでは生命予後改善エビデンスはないため，PTPAは非手術適応例に対して期待されている治療である．またPEA後の残存狭窄に対しての報告もあり，徐々にその有用性について報告が増えている[8]．

2 自施設データに基づく検証

著者らが経験した2001〜2013年までの連続136例のCTEPH症例における臨床アウトカムについて検証した[9]．136例のうち，インターベンション群107例（PEA群：39例，PTPA群：68例），薬物単独治療群29例であった．インターベンション群については，2001〜2008年までは薬物治療では改善不十分でありPEAが可能で予後不良な血行動態の症例はPEAを受けていた．ただし，2009年にPTPAが開始され，別項（p.67）で詳述の肺水腫予測点数化指標PEPSIやプレッシャーワイヤーを用いた手技の確立によってPTPAが安全に施行可能となってからは，著者らの施設では2009年以降，中枢性病変が明らかな症例以外の，他の多くに対してはPTPAが施行されるようになっており，インターベンションの治療手段の変換があった．よって，PEAとPTPAの均等割り付けによる解析ではなく，あくまでも自施設経験にもとづいた後ろ向き解析であることに注意されたい．

a | インターベンション群と薬物療法群の比較

はじめに，薬物治療，PEA，PTPAという3種類の治療が可能となった現在の状況において，PEAやPTPAといったインターベンション治療は，薬物治療単独と比較してどの程度予後改善に有効であるのかを検証した．エンドポイントを心臓死とし，インターベンション治療群（PEAまたはPTPAで治療された群）と薬物治療単独群で比較した．薬物治療単独群はベースラインの血行動態がインターベンション治療群よりも軽症の傾向にあったものの，5年生存率はインターベンション治療群で98%に対して，薬物治療単独群は64%であった（図1）．選択肺動脈拡張薬を多剤使用できる現在においても，CTEPHでは薬物治療単独よりも直接的な器質化血栓へのアプローチを要するインターベンション治療が有用であることが，あらためて実証されたといえる．

b | PTPA群とPEA群の比較

次に，インターベンション治療を選択したPEA群39例とPTPA群68例での比較検証を行った．血行動態についてはPEA群がPTPA群と比較し血行動態に改善がみられた（図2）．しかし，術後の血行動態に有意差は認めなかった．これはベースラインにおいて

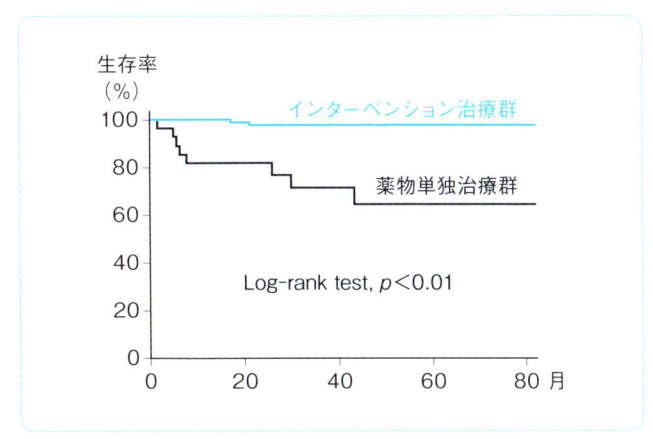

図1 薬物単独治療群（黒線）とインターベンション治療群（青線）における診断後からの生存率を比較したKaplan–Meier曲線

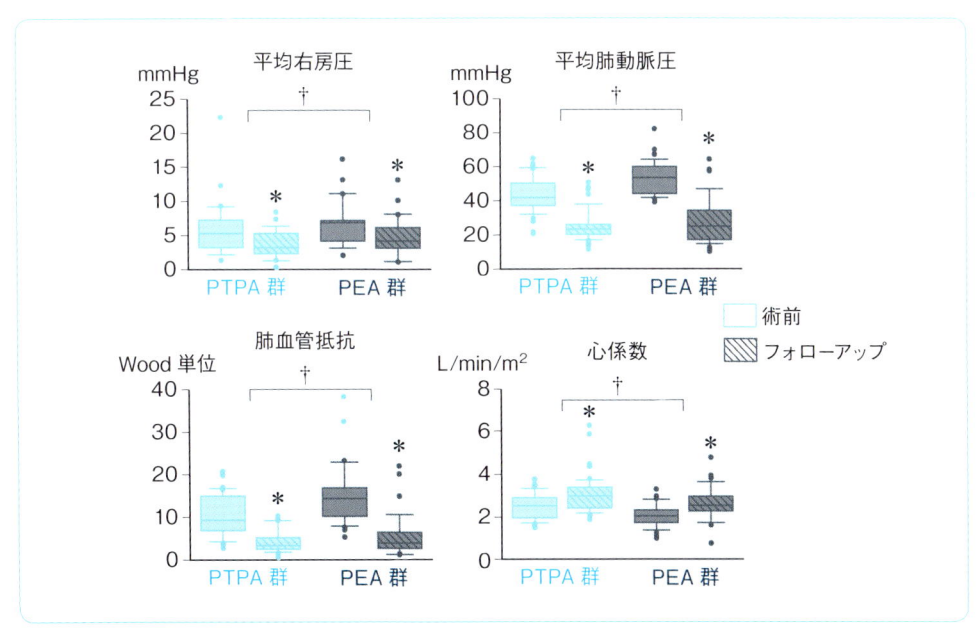

図2 PTPA群とPEA群の治療前と治療後フォローアップ時の血行動態の変化
＊：治療前後での有意差を認める（$p<0.05$）．
†：2群間での有意差を認める（$p<0.05$）．

PEA群が血行動態的により重症例に対して行われていたためと考えられる．重要なこととして，ベースラインの重症度が異なってはいたものの，PEA群とPTPA群のいずれも治療後にはほぼ同程度までの血行動態の改善を認めていた．

　BNPやNYHA分類は両群とも改善がみられており，両群間で改善の度合いに有意差は認めなかった．6分間歩行については手術後の侵襲の影響があると思われるが，PTPA群で改善を認めたのに対し，PEA群では明らかな改善は認めなかった（図3，4）．

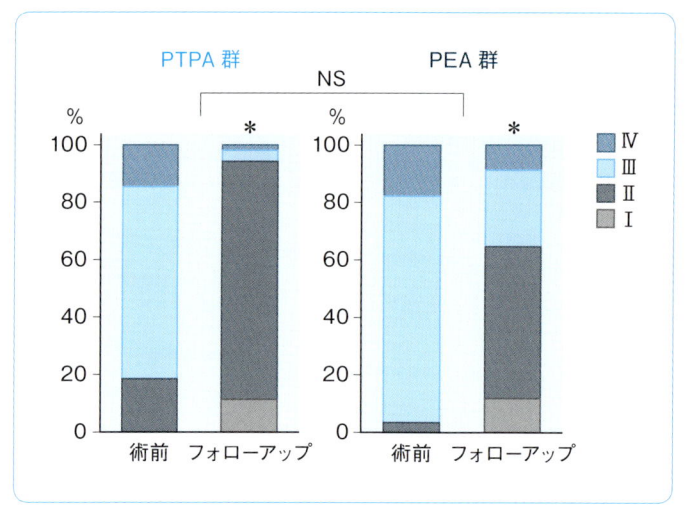

図3　PTPA群とPEA群それぞれのNYHA分類の変化
＊：それぞれの治療前後で有意差あり（p＜0.05）．
NS：有意差なし（p＞0.05）．

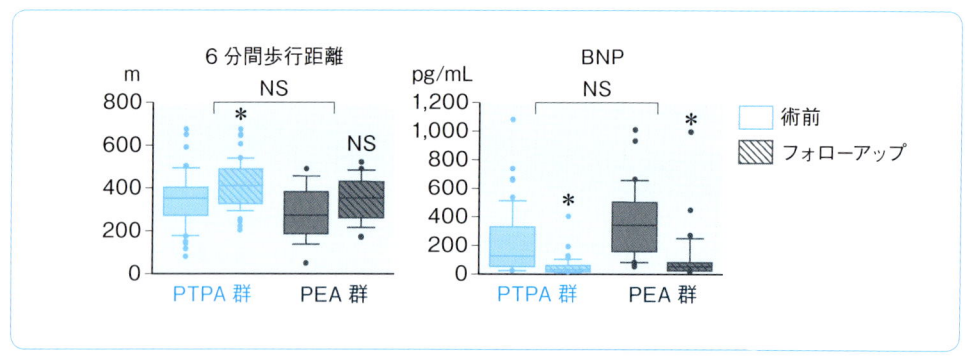

図4　PTPA群とPEA群の6分間歩行距離とBNP値の変化
＊：それぞれの治療前後で有意差あり（p＜0.05）．
NS：有意差なし（p＞0.05）．

　また，今回の検証の観察期間は，PTPA群で17.4±9.3ヵ月，PEA群で74.7±32.3ヵ月と，PTPA群のほうが有意に短いため一概に比較は困難ではあるものの，治療後の生存率・右心不全入院率・再血行再建必要率について，PTPA群の最大経過観察期間においてはPTPA群とPEA群でいずれも有意差なく，ほぼ同等という結果であった（図5）．

　今回，著者らの施設経験にもとづいた検証によって，PTPAはPEAとほぼ遜色ない治療効果と治療後経過が期待できることが示唆された．しかしながら，自施設経験の後ろ向き研究であり，今後さらに多施設共同の前向き研究によって，より詳細な検討を行うことが強く期待される．

（百瀬裕一，伊波　巧）

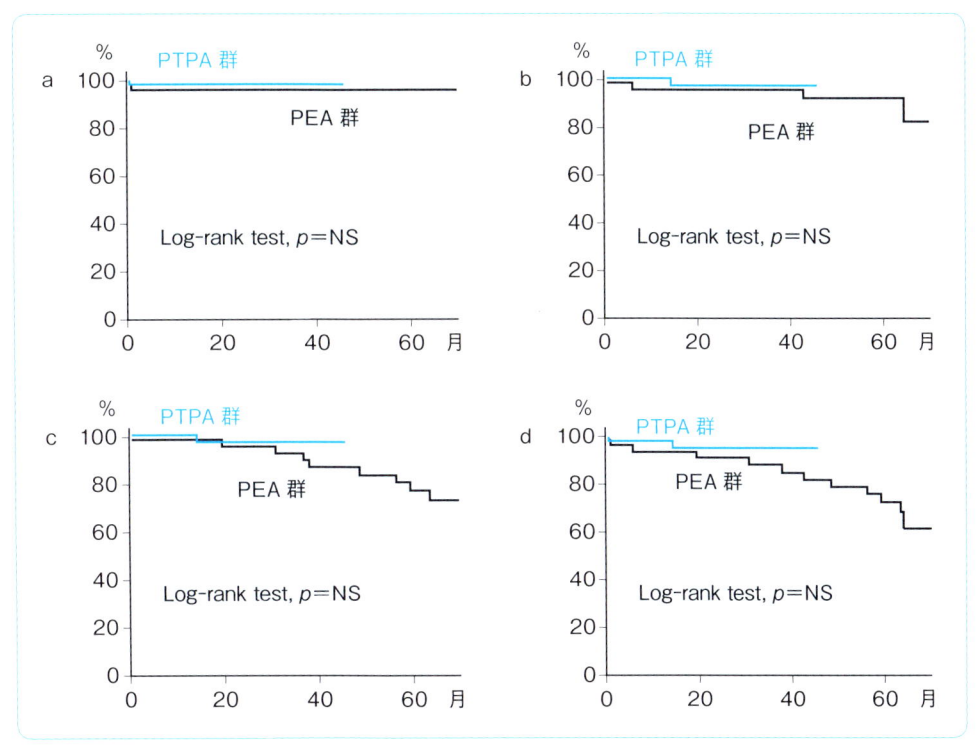

図5 PTPA群（青線）とPEA群（黒線）の施術後からの生存率（a），右心不全入院率（b），再血行再建必要率（c），それらの複合率（d）について比較したKaplan-Meier曲線

参考文献

1) Suntharalingam J, et al.：Long-term use of sildenafil in inoperable chronic thromboembolic pulmonary hypertension. Chest. 134：229-236, 2008.
2) Jaris X, et al.：Bosentan for treatment of inoperable chronic thromboembolic pulmonary hypertension：BENEFiT（Bosentan Effects in iNopErable Forms of chronic Thromboembolic pulmonary hypertension），a randomized, placebo-controlled trial. J Am Coll Cardiol. 52：2127-2134, 2008.
3) Ghofrani HA, et al.：Riociguat for the treatment of chronic thromboembolic pulmonary hypertension. N Engl J Med. 369：319-329, 2013.
4) Nishimura R, et al.：Improved Survival in Medically Treated Chronic Thromboembolic Pulmonary Hypertension. Circ J. 77：2110-2117, 2014.
5) Jamieson SW, et al.：Pulmonary endarterectomy：experience and lessons learned in 1,500 cases. Ann Thorac Surg. 76：1457-1462, 2003.
6) 安藤太三：慢性肺血栓塞栓症に対する手術適応：適応と成績．最新医学．65：92-98, 2010.
7) Ando M, et al.：Surgical treatment for chronic thromboembolic pulmonary hypertension under profound hypothermia and circulatory arrest in 24 patients. J Card Surg. 14：377-385, 1999.
8) Shimura N, et al.：Additional percutaneous transluminal pulmonary angioplasty for residual or recurrent pulmonary hypertension after pulmonary endarterectomy. Int J Cardiol. 183C：138-142, 2015.
9) Inami T, et al.：A new era of therapeutic strategies for chronic thromboembolic pulmonary hypertension by two different interventional therapies；pulmonary endarterectomy and percutaneous transluminal pulmonary angioplasty. PLoS One. 9：e94587, 2014.

3 高齢者におけるPTPAの効果と安全性

1 高齢者における侵襲的治療

　CTEPH患者において生命予後の改善にはPEAがゴールドスタンダード治療である．一方で周術期死亡率8%（1.3〜24.0%）と侵襲度は比較的高く[1]，併存合併症や肺高血圧症の重症度に応じて成績は低下する[2]．PEAに熟練した外科医の存在や肺高血圧症チームとしての取り組みが必須であり，それらを満たしうる施設は罹病患者の割合に対して決して十分とはいえない状況である．器質化血栓が亜区域枝以下のレベルにある末梢型CTEPH，併存合併症，多臓器障害を伴う重症の右心不全患者や高齢者など手術不適応とされる症例が多い（20〜40%）ことも課題として残る[3]．

　肺動脈性肺高血圧症と比較し，CTEPH患者には高齢者の多いことがこの病態の特徴の一つともいえる（患者平均年齢60歳）．年齢そのものをPEAの適応外とはしない世界的リーディング施設も存在するが[4]，加齢変化自体が侵襲的治療における合併症発生のリスク因子として挙げられることは一般的である．手術に踏み切れないCTEPH患者のいる施設も多いのではないだろうか．CTEPHに対する薬物療法のエビデンスはいまだ十分とはいえず[5]，平均肺動脈圧30 mmHgを超える患者であれば積極的にインターベンションを検討しなければ予後改善は見込めない．

　PTPAの利点としては，局所麻酔かつ経皮的アプローチによる施術という比較的低侵襲な手技であることが挙げられる．著者らも，重篤な右心不全による多臓器障害を合併したCTEPH症例に対しても，PTPAが低侵襲・低リスクでかつ効果的な治療戦略となりうることを報告している[6]．

2 高齢者におけるPTPAの効果

　著者らは，高齢者に対するPTPA治療の効果と安全性の検討を行った[7]．対象は2009年1月〜2013年7月の間にPTPAを施術したCTEPH患者70例で，WHOが提唱する"65歳以上"を高齢者と定義し，高齢者の割合は31例（全体の44%）であった．患者背景をみると高齢者の方が心拍出量や6分間歩行距離が低いことは，加齢学的にも納得できる（表1）．一般に肺高血圧症の重症度を反映する肺動脈圧や右房圧に差は認めないものの，高齢者のほうがより重症度の高い傾向にあった．高齢に属する1名の患者がPTPA周術期に死亡しており，PTPAに関連した総死亡率は1.4%であった．残る患者は健在であり両群における1年後の総死亡率には差がなかった．

表1　PTPA術前の患者背景

	全患者 (n=70)	若年者<65歳 (n=39)	高齢者≧65歳 (n=31)	p値
年齢	63 [51〜70]	54 [42〜60]	70 [69〜74]	—
性別　女性/男性, n (%)	54 (77%) / 16 (23%)	26 (67%) / 13 (33%)	28 (90%) / 3 (10%)	0.019*
NYHA分類, n (%)				0.046*
I	0 (0%)	0 (0%)	0 (0%)	
II	13 (19%)	11 (28%)	2 (6%)	
III	45 (64%)	24 (62%)	21 (68%)	
IV	12 (17%)	4 (10%)	8 (26%)	
mRAP (mmHg)	5.0	5.0	5.0	0.995
RVSP (mmHg)	80	72	81	0.124
mPAP (mmHg)	42	42	41	0.768
PVR (Wood単位)	8.7	7.9	10.3	0.023*
CO (L/min)	4.0	4.2	3.3	0.011*
PAWP (mmHg)	8	8	8	0.282
SvO_2 (%)	66.0	67.0	65.8	0.189
6MWD (m)	360 (n=65)	380 (n=38)	310 (n=27)	0.008*
BNP (pg/mL)	105	59	201	<0.001*
罹病期間, 日数 [IQR]	305 [112〜674]	266 [107〜693]	371 [126〜602]	0.804
肺高血圧症治療薬, n (%)				
PDE-5 inhibitor	55 (79%)	29 (74%)	26 (84%)	0.335
ERAs	37 (53%)	20 (51%)	17 (55%)	0.767
PGI_2	37 (53%)	24 (62%)	13 (42%)	0.103

NYHA：New York Heart Association, mRAP：平均右房圧, RVSP：右室収縮期圧, mPAP：平均肺動脈圧, PVR：肺血管抵抗, PAWP：肺動脈楔入圧, SvO_2：混合静脈血酸素飽和度, 6MWD：6分間歩行距離, BNP：B-type natriuretic peptide, PDE-5：ホスホジエステラーゼ-5阻害薬, ERAs：エンドセリン受容体拮抗薬, PGI_2：プロスタサイクリン, IQR：四分位範囲.

　PTPA治療前後の血行動態指標と6分間歩行距離，BNP値，NYHA分類の変化を示す（図1〜3）．各患者のPTPAセッション数と治療血管数の中央値は，若年者（4セッション，13枝）と高齢者（3セッション，11枝）で有意差はなかった．肺動脈圧，肺血管抵抗の著明な改善を認めるほか，BNP値やNYHA分類でも治療前と比較して両群ともに有意な改善を認めた．

　高齢者では心拍出量と6分間歩行距離の改善に乏しい結果であったが，6分間歩行距離は加齢による筋力低下も影響している可能性があった．経験的には，若年者ではPTPA治療により心拍出量は漸次回復していくが，高齢者では心拍出量改善の程度が乏しい印象がある．PTPA前後での心臓MRIを用いて，右室のリバースリモデリング効果を詳細に検討した報告があり[8]，PTPAにより得られる効果には罹病期間による影響はなかったと報告されている．著者らの検討では両群間の罹病期間に差はなかったが，罹病期間によらず高齢者では，PTPA術後も右室機能の回復が遅れる，または不可逆的な変性をきたしている可能性も示唆された．しかし，今回の解析で着目すべきは，高齢者においても若年者

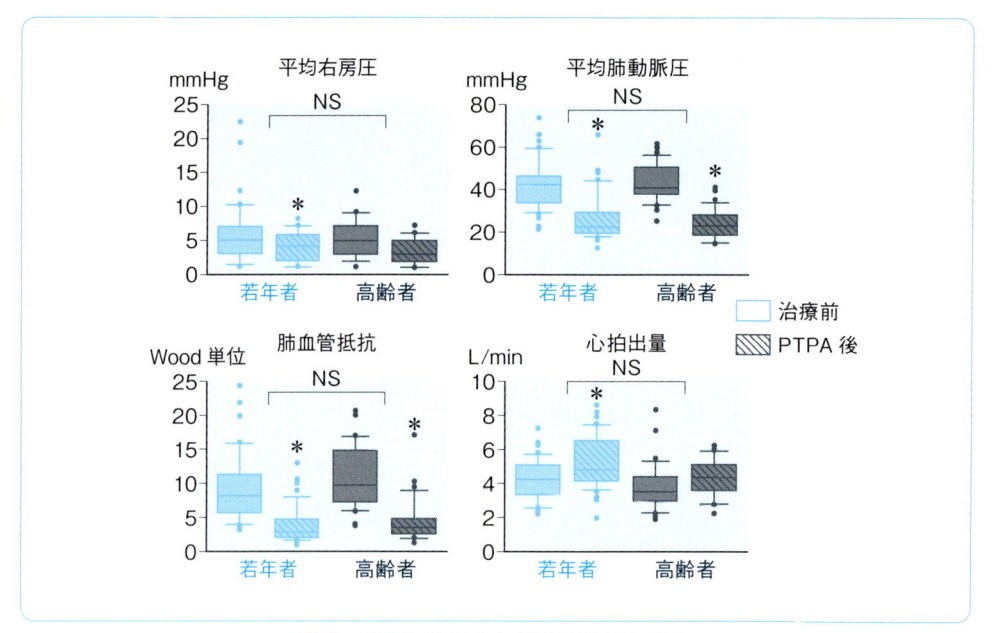

図1 PTPA前後の血行動態指標の変化

PTPA前後における改善の程度は両群間で差がなかった．高齢者ではベースラインと比較して有意な CO上昇は認めなかった．
*$p<0.05$ PTPA前ベースライン vs. PTPA後フォロー，NS：有意差なし．

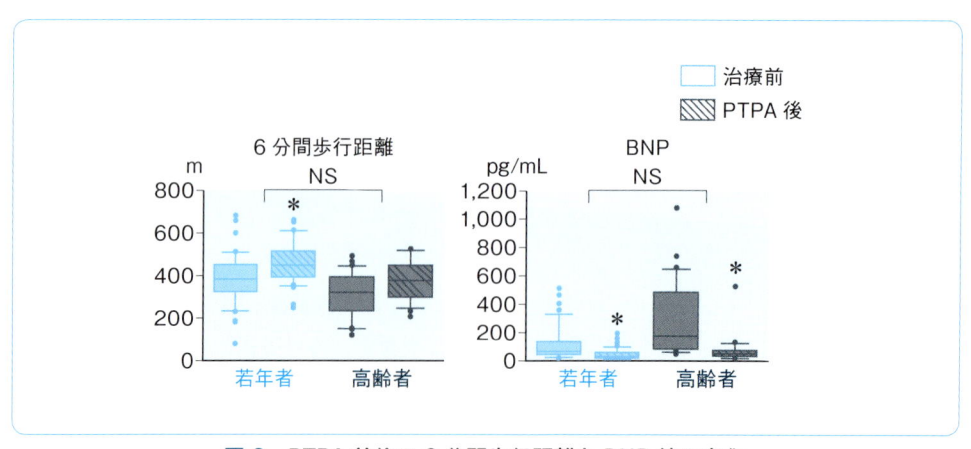

図2 PTPA前後の6分間歩行距離とBNP値の変化

PTPA前後における改善の程度は両群間で差がなかった．高齢者ではベースラインと比較して有意な 6MWD延長は認めなかった．
BNP：脳性ナトリウム利尿ペプチド，*$p<0.05$ PTPA前ベースライン vs. PTPA後フォロー，NS：有意差なし．

と同様に肺高血圧症からの離脱や自覚症状の改善が得られており，PTPA前後での各指標の回復の程度はおおむね両群間で同様であった．

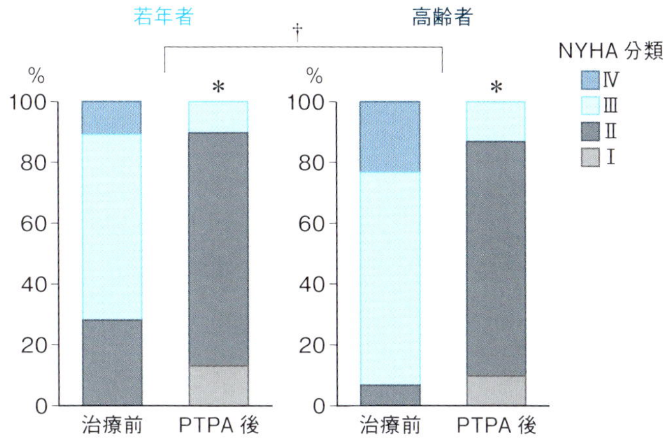

図3　PTPA前後のNYHA心機能分類の変化
PTPA前後における改善の程度は高齢者で劣る結果であった．高齢者ではベースラインのNYHAクラスがより重症であったことが挙げられるが，両群ともにPTPA後では自覚症状の改善を認めている．
*$p<0.05$ PTPA前ベースライン vs. PTPA後フォロー．
†$p<0.05$ 2群間のPTPA前後での変化の程度．

3　高齢者におけるPTPAの安全性

　肺高血圧症の重症度とは別に，高齢者には加齢変化そのものによる脆弱性がありうる．長期臥床による筋力低下や廃用症候群の懸念もあるが，そもそも治療前のADLまで戻すことができなければ，せっかくの侵襲的治療も報われない可能性がある．高齢者においても可能な限り早期の離床やリハビリテーションの再開が望ましく，長期間の入院生活は認知機能にも望ましくない．著者らの施設ではPTPA施術後にルーチンでのICU管理は行っていないが，ICU管理を行った患者のICU滞在日数とPTPAに関連した入院日数に関しても検討を行った．各PTPAセッションあたりの術後ICU滞在期間の中央値は，若年者群と高齢者群でともに1日間であり，入院日数は9日間であった．高齢者であってもICU管理を要する期間はきわめて短く，入院日数に関しても同様に必要最小限の期間で可能であったといえる（**表2**）．

　PEAにおいても周術期死亡率に若年と高齢で差はないが，合併症発生頻度に関しては高齢者に多い傾向があることが報告されている[1]．そこで一般的なカテーテルインターベンションに関連して起こりうる合併症の発生頻度をPTPAにおいても検討した．PTPAは静脈系のカテーテル手技であり，カテーテル治療そのものによる重篤な合併症は少ないものの，PTPAによる血管損傷，造影剤腎症，カテーテル関連感染症や脳神経障害の発生に関しても，若年者群と高齢者群で差はなく，両群ともにこれらの合併症はきわめて低い発生率といえる（**表2**）．

　PTPAに伴う重篤な合併症として再灌流性肺水腫が挙げられるが，その発生頻度に関

表2 PTPAに関連した合併症の発生頻度およびICU滞在期間と入院日数（セッションあたりの割合）

	若年者＜65歳 (n=39)	高齢者≥65歳 (n=31)	p値
総PTPAセッション数, n	158	99	―
再灌流性肺水腫, (%)	37 (23.4%)	26 (26.3%)	0.606
高流量酸素を必要とした, (%)	4 (2.5%)	3 (3.0%)	0.811
NPPVを必要とした, (%)	5 (3.2%)	2 (2.0%)	0.583
人工呼吸器管理を必要とした, (%)	0 (0%)	2 (2.0%)	0.073
血管損傷, (%)	9 (5.7%)	8 (8.1%)	0.454
造影剤腎症, (%)	0 (0%)	2 (2.0%)	0.073
カテーテル関連感染症, (%)	0 (0%)	0 (0%)	―
脳神経障害, (%)	0 (0%)	1 (1.0%)	0.206
各セッション後のICU滞在期間, 日数 [IQR]	1.0 [1.0～1.0]	1.0 [1.0～1.0]	0.969
各セッションあたりの入院日数, 日数 [IQR]	9 [9～11]	9 [9～13]	0.380

NPPV：noninvasive positive pressure ventilation（非侵襲的陽圧換気療法），ICU：intensive care unit（集中治療室），IQR：四分位範囲.

しても検討した．肺水腫の重症度として，ベースラインの酸素条件を上げる必要があった場合の酸素供給法により段階的に分類し，比較検討を行った．PTPAセッション数における再灌流性肺水腫の発生頻度は若年者（158セッションのうち37セッション：23.4％）と高齢者（99セッションのうち26セッション：26.3％）で有意差は認めなかった．酸素流量の増量，非侵襲的陽圧換気療法または侵襲的人工呼吸管理を必要とした割合においても両群間で同様であった．

著者らの施設では年齢や併存症をPTPA適応の絶対的除外項目とはせず，全身状態や血行動態を含めて適応を総合的に検討している．そのなかでも良好な治療成績を示しており，かつ高齢者においても同等の治療効果と安全な施術を行うことに成功している．

PTPAは高齢者にも効果的かつ安全に施行することができ，外科的侵襲がハイリスクと思われる患者へ代替治療となりうる可能性がある．併存合併症の有無や，performance statusを含めた年齢などを総合的に吟味し，治療適応を検討すべきと思われる．

ここがポイント
- 併存合併症や年齢などを総合的に検討し侵襲的治療方法を決定する．
- PTPAは年齢や併存合併症による適応制限はない．
- PTPAは高齢者であっても若年者と同等の治療効果と安全性をもつ．

（栁澤亮爾）

参考文献

1) Rahnavardi M, et al.：Pulmonary thromboendarterectomy for chronic thromboembolic pulmonary hypertension：a systematic review. Ann Thorac Cardiovasc Surg. 17：435-445, 2011.
2) Dartevelle P, et al.：Chronic thromboembolic pulmonary hypertension. Eur Respir J. 23：637-648, 2004.
3) Pepke-Zaba J, et al.：Chronic thromboembolic pulmonary hypertension（CTEPH）：results from an international prospective registry. Circulation. 124：1973-1981, 2011.
4) Madani MM, et al.：Pulmonary endarterectomy：recent changes in a single institution's experience of more than 2,700 patients. Ann Thorac Surg. 94：97-103, 2012.
5) Galiè N, et al.：Guidelines for the diagnosis and treatment of pulmonary hypertension. Task Force for Diagnosis and Treatment of Pulmonary Hypertension of European Society of Cardiology（ESC）；European Respiratory Society（ERS）；International Society of Heart and Lung Transplantation（ISHLT）. Eur Respir J. 34：1219-1263, 2009.
6) Inami T, et al.：Percutaneous transluminal pulmonary angioplasty for chronic thromboembolic pulmonary hypertension with severe right heart failure. Am J Respir Crit Care Med. 189：1437-1439, 2014.
7) Yanagisawa R, et al.：Safety and efficacy of percutaneous transluminal pulmonary angioplasty in elderly patients. Int J Cardiol. 175：285-289, 2014.
8) Fukui S, et al.：Right ventricular reverse remodelling after balloon pulmonary angioplasty. Eur Respir J. 43：1394-1402, 2014.

4 外科治療（PEA）後の残存性・再発性の肺高血圧に対する PTPA の有用性

1 術後残存性・再発性肺高血圧に対する PTPA によるアプローチ

　CTEPH に対して，従来最も有効とされてきた治療法は，PEA である．しかし，外科的に到達できない末梢部の病変が存在する際に，術後にも肺高血圧が残存する症例が存在することが，従来からの大きな課題であった．PEA 術後残存肺高血圧の存在は，患者の QOL だけでなく予後を悪化させるが，再開胸での PEA の再施行は，周術期のリスクが高く困難とされる．

　一方，近年では PTPA が開発された．PTPA の最大の特徴としては，低侵襲に手技を行えるのみでなく，細いカテーテルを用いる手技のため外科的に到着困難な遠位末梢部の病変までカテーテルで到達が可能という利点がある．そこで著者らは，PEA 術後残存肺高血圧に対する PTPA の効果や安全性を検証した[1]．

　2009 年 1 月から 2014 年 3 月までに著者らが PTPA を施行した連続 110 症例のうち，PEA の既往がある患者は 9 人（8.2％）であった．なお，著者らの施設にてフォローできている PEA の既往がある患者は 39 人であり，うち 23％（9/39）が PEA 術後残存肺高血圧であったことになる．海外からの報告では，PEA 術後の残存肺高血圧は，PEA の既往のある患者の 5～35％と幅広く報告されており[2〜5]，著者らの経験による日本人患者での残存肺高血圧の頻度 23％も同程度の範疇と思われる．すなわち，PEA 術後に約 1/4～1/3

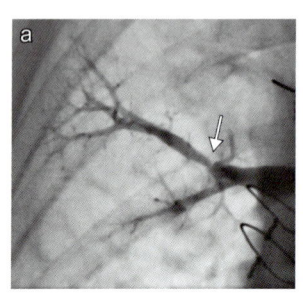

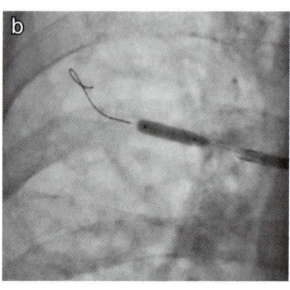

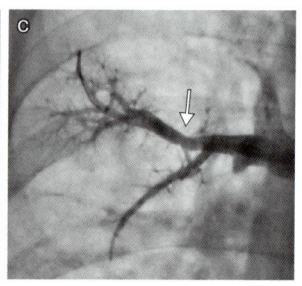

図 1　典型的な PEA 術後残存肺高血圧に対する PTPA 時の血管造影所見
右上葉の亜区域枝の血管造影所見と標的部位（矢印）(a)．ガイドワイヤー挿入後のバルーン拡張 (b)．バルーン拡張後の血管造影所見 (c)．PEA 術後残存肺高血圧では，PEA によって内膜剥離された血管部の開存とその末梢での急激な先細り病変が多い．

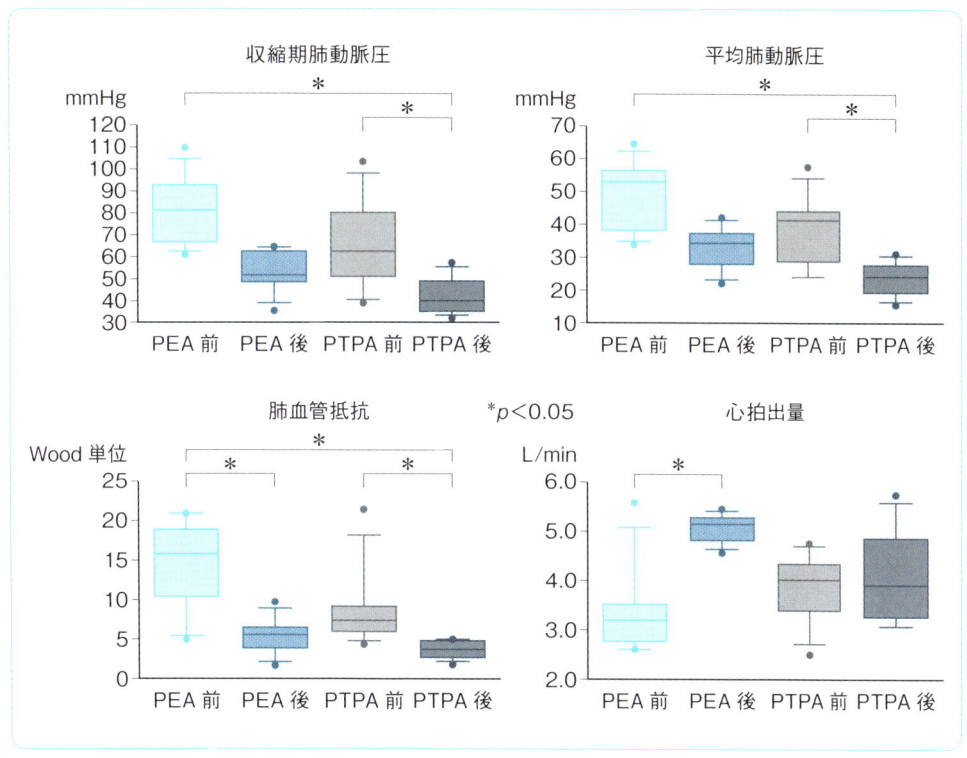

図2 PEA術後残存肺高血圧に対してPTPAを施行された9名の患者における血行動態の経時的変化

の患者が残存肺高血圧の問題を抱えるということであり，それらの患者にどのような対応をするかが，重要な検討課題である．

PEA術後肺高血圧症患者に散見される典型的な肺動脈内残存病変を**図1**に示す．病変形態はwebs & bandsが多いが，PEA術後にみられる独特の病変形態として，内膜が摘除された部位は開存（むしろ拡張気味）しており，そのdistal segmentからの急激な先細りによる病変が特徴的である（この急激な先細りはPEAによる摘除内膜の断端である可能性あり）．その他，区域枝からの数珠状の血管形態を呈していることもある．

今回検証した9名における，PEAからPTPA開始までの期間は中間値で4年であった．手術時のJamieson分類は，3例がtype Ⅰ，2例がtype Ⅱ，4例がtype Ⅲであり，約半数が末梢型主体の病変形態を呈していた．これらの患者9名における，PEA術前からPEA術後，およびPTPA追加治療が必要と判断されるにいたった時点（PTPA前）とPTPA後フォローアップ時までの，経時的な血行動態の変化を**図2**に示す．これら患者では，PEA術前後で血行動態は改善しているものの，重要なポイントとして，PEA術後に平均肺動脈圧は25 mmHg以上と，残存肺高血圧の状態であった．さらに，PEA術後と比較して約4年経過したPTPA前の時点では，平均肺動脈圧も肺血管抵抗も有意差はないものの増加傾向にあることがわかる．すなわち，これらの患者では，PEA術後の肺高血圧が残存していたのみでなく，残存肺高血圧の持続による肺動脈リモデリング進行の

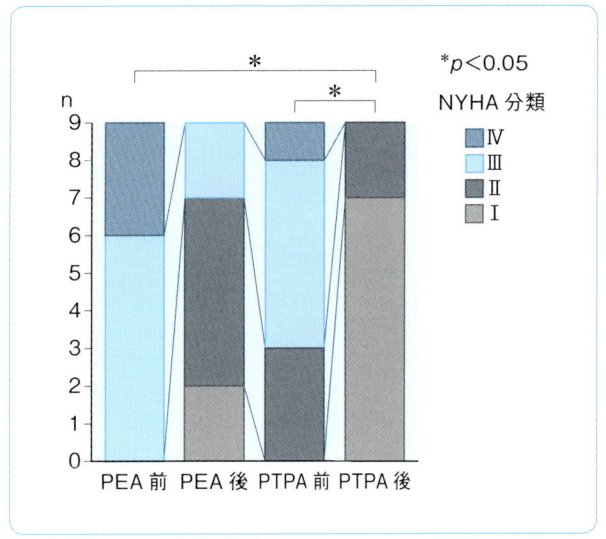

図3 NYHA分類の経時変化

表1 PEA後残存肺高血圧患者に対するPTPA施行時の標的病変

	患者（n＝9）
総標的血管数，n	160
標的血管の分布，n（%）	
右上葉	30（18.8%）
右中葉	27（16.9%）
右下葉	34（21.2%）
左上葉	13（8.1%）
舌区	23（14.4%）
左下葉	33（20.6%）
成功率，n（%）	145（90.6%）
亜区域枝数，n（%）	89（55.6%）
完全閉塞，n（%）	20（12.5%）
バルーンサイズの範囲，mm	1.2〜9.0
最大バルーン径，mm	3.5（3.0〜4.75）

（%）or中央値（25〜75パーセンタイル）

可能性，または，新規血栓形成の可能性など，考えられうるさまざまな要因によって，PEA後の経過で血行動態が悪化傾向になったといえる．

　PTPAを追加治療として施行した結果，PTPA前後で平均肺動脈圧および肺血管抵抗は有意に改善した．特にPTPA後には，ほぼ全例で肺高血圧から離脱できており，PEA後残存肺高血圧の患者に対しても，PTPAは肺高血圧からの離脱を期待できる有効な治療戦略となりうることが確認された．

　また，NYHA分類の経時的な変化を図3に示す．PEA前に患者は全例で強い呼吸困難感を自覚していた（Ⅲ度6例，Ⅳ度3例）．PEAにより一時改善を得られたが，PTPA前

には自覚症状は再増悪傾向にあった．PTPA による術後残存肺高血圧の改善に伴い自覚症状も改善した（Ⅰ度7例，Ⅱ度2例）．

　表1に，これら9名でのPTPA施術時の標的血管の形態および分布を示す．9名で計160病変に対してバルーン拡張を施行した．標的血管の分布は右上葉30本，右中葉27本，右下葉34本，左上葉13本，舌区23本，左下葉33本であった．治療成功率は90.6％であった．治療対象血管のうち，末梢病変と考えられる亜区域枝は約半数（55.6％）を占めており，PEA後残存肺高血圧患者では亜区域枝レベル以下の末梢病変が多いことが確認された．

　今回の検証によって，PEA術後残存肺高血圧に対して，PTPAが効果的かつ新たな治療戦略となる可能性が示唆された．また，今後さらなる検討とエビデンスの蓄積により，PEAとPTPAを組み合わせたハイブリッド治療が確立されれば，さまざまな状況に応じた臨機応変な個別化治療が可能となり，CTPEH患者の治療戦略に大きな変革をもたらすものと期待される．

〔志村亘彦〕

参考文献

1) Shimura N, et al.：Additional percutaneous transluminal pulmonary angioplasty for residual or recurrent pulmonary hypertension after pulmonary endarterectomy. Int J Cardiol. 183：138-142, 2015.
2) Jamieson SW, et al.；Pulmonary endarterectomy：experience and lessons learned in 1,500 cases. Ann Thorac Surg. 76：1457-1462, 2003.
3) Thistlethwaite PA, et al.；Venovenous extracorporeal life support after pulmonary endarterectomy：indications, techniques and outcomes. Ann Thorac Surg. 82：2139-2145, 2006.
4) Thistlethwaite PA, et al.；Technique and outcomes of pulmonary endarterectomy surgery. Ann Thorac Cardiovasc Surg. 14：274-282, 2008.
5) Bondermann D, et al.：Predictors of outcome in chronic thromboembolic pulmonary hyperntension. Circulation. 115：2153-2158, 2007.

PTPA 治療前後の右室機能の変化
―心臓 MRI―

　　肺高血圧症の診断および治療効果判定のゴールドスタンダードは右心カテーテル検査であるが，検査のために入院が必要であり，また中心静脈穿刺を必要とする侵襲的な評価方法であるため，非侵襲的な治療効果の評価方法として心臓 MRI が注目されている．
　　心臓 MRI の撮影法・解析方法・評価項目について，自験例も含めて概説する．

1　心臓 MRI の特徴

　　表 1 に心臓 MRI の特徴を示す．
　　心臓 MRI は CTEPH を含む肺高血圧症患者の右心カテーテル検査結果と良好な相関を示すことが報告されており，PTPA 治療前後で評価することで，治療の効果判定を定量的かつ解剖学的に確認することができる．
　　近年，3 次元心エコー図の開発により心エコーでも右室容積測定が可能となっているが，依然として右室容積測定には心臓 MRI がゴールドスタンダードとされる．心臓 MRI には死角が存在せず，任意の断面が得られ，撮影画像に差が生じにくく再現性が高いことが大きな特徴である．
　　ただし，左心短軸での右室断面は部分容積効果が大きく，右室壁厚は心尖部へ向かうほど，また心室中隔から離れるほど過大評価されるため測定誤差が生じる可能性がある．また，短軸像において，左室が正円状であるのに対して右室は三日月状の構造であるため手動での解析が困難であり，解析者間で測定誤差が生じる可能性がある．右心カテーテルと比べて検査時間に大きな差はないが，比較的長時間の臥位を要し複数回の息止めを行うため，病状の安定していない患者には実施することが困難な場合がある．

表 1　心臓 MRI の特徴

利点	① 治療前後に撮影することで治療の効果判定が可能である ② 得られる画像に関して再現性が高い ③ 心エコーと比較して死角がない ④ 低侵襲であり，外来で実施可能である
欠点	① 左心短軸像での右室断面解析は測定誤差が少なからず生じる ② 右室は解剖学的に構造が複雑なため手動での解析が困難である ③ 解析者間で誤差が生じる可能性がある ④ 症状の安定していない患者には実施が困難である

2 撮影方法・条件

　右心系の MRI 評価は，主に cine MRI による壁運動や心機能の評価がその対象となる．右心系はその複雑な馬鞍状の構造から 2D 心エコーでの観察は困難とされているが，MRI では右心全体をカバーすることが可能であるという利点がある．

　一方で従来，MRI は動きに弱い検査法とされ，心臓の拍動と呼吸の 2 種類の動きをコントロールする必要があるため，心機能の評価には不向きとされていた．しかしながら，近年 SSFP 法などの gradient echo（GRE）系の高速撮像法を用いることでコントラストの高い多断面 cine 画像を撮像することが可能となり，形態評価以外に機能評価にも広く用いられるようになってきている．心電図同期下で 1 心拍分を 20〜40 枚に分割して撮像し，得られた画像を動画表示する．

　cine MRI では，定性評価としては，画像 viewer 上で壁運動を評価する．定量評価としては work station 上で心筋をトレースすることで，心臓の形態，容積，局所壁運動・収縮能，心筋重量などの各種心機能が測定可能である．cine MRI は心機能の測定法としては最も正確であるとされるが，複数回の呼吸停止を毎回同じように行う必要があり，患者の状態によっては撮像に困難を伴うことがあるため，検査予約時には十分な注意および患者への説明が必要である．

3 解析方法と現時点でのエビデンス

　表 2 に心臓 MRI における主な心機能評価項目を示す．

　著者らは，左心短軸像において手動トレース法で左室拡張末期容積 left ventricular end-diastolic volume index（LVEDVI），左室収縮末期容積 left ventricular end-systolic

表2　心臓 MRI における主な心機能評価項目

右心系評価項目	左心系評価項目
RVEDVI (mL/m^2) （右室拡張末期容積/体表面積）	LVEDVI (mL/m^2) （左室拡張末期容積/体表面積）
RVESVI (mL/m^2) （右室収縮末期容積/体表面積）	LVESVI (mL/m^2) （左室収縮末期容積/体表面積）
RVSVI (mL/m^2) （右室心拍出量/体表面積）	LVSVI (mL/m^2) （左室心拍出量/体表面積）
RVEF (%) （右室駆出率）	LVEF (%) （左室駆出率）
RV mass Index (g/m^2) （右室心筋重量/体表面積）	LV mass Index (g/m^2) （左室心筋重量/体表面積）
VMI ratio （心室重量比）	
Septal inversion ratio （中隔内反比）	

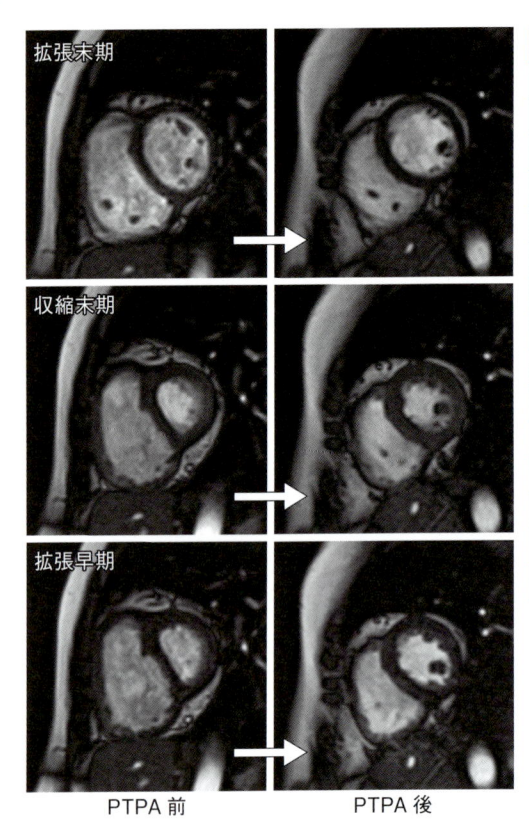

<MRI>	PTPA前	PTPA後（1年後）
RVEDVI (mL/m²)	167.4	98.8
RVESVI (mL/m²)	121.7	58.3
RVSVI (mL/m²)	45.8	40.4
RVEF (%)	27.3	41.0
LVEDVI (mL/m²)	59.8	65.3
LVESVI (mL/m²)	33.8	32.0
LVSVI (mL/m²)	26.1	33.3
LVEF (%)	43.5	51.0
<右心カテーテル>		
RAP (mmHg)	3	5
mPAP (mmHg)	43	18
PAWP (mmHg)	5	8
CO (L/min)	2.42	4.52
PVR (Wood Units)	15.7	2.21
BNP (pg/mL)	133.3	19.9

図1 PTPA前後の心臓MRI画像
自験例におけるPTPA治療前後の心臓MRIと右心カテーテル検査結果．症例は45歳女性，PTPAを計4セッション施行された．1年後のフォローアップ時には，右心カテーテル検査での血行動態指標のみでなく，心臓MRIで得られる右心機能の指標も改善していることがわかる．

volume index（LVESVI）の測定を行い，中隔の境界を決定した後に右室拡張末期容積 right ventricular end-diastolic volume index（RVEDVI），右室収縮末期容積 right ventricular end-systolic volume index（RVESVI）を測定する方法を用いている．評価する際はそれぞれを体表面積で除して行う．右室内腔をトレースすることで右室心筋重量 right ventricular mass index（RV mass Index）が算出される．また心室中隔の内反（Septal inversion ratio）は拡張早期の右室径/両心室径で評価する．

心臓MRIで解析可能な項目はいずれも右心カテーテルで得られる平均肺動脈圧 mean pulmonary artery pressure（mPAP），肺血管抵抗 pulmonary vascular resistance（PVR）と良好な相関を示すことが知られている．肺高血圧症を診断するうえで感度・特異度が高いものとして VMI ratio≧0.4，RV mass Index≧20 g/m² が挙げられる．その他，拡張期肺動脈面積（diastolic pulmonary artery area），肺動脈面積の相対的変化（pulmonary artery relative area change），肺動脈逆流量（pulmonary artery retrograde flow），平均肺動脈速度（pulmonary artery average velocity）の測定が肺高血圧症の診断に有用であるとされている[1]．

図1に自験例におけるPTPA治療前後の心臓MRIの変化の一例を示す．症例はCTEPHの45歳女性であり，PTPAを計4セッション施行された．1年後の右心カテーテル検査で平均肺動脈圧が43 mmHgから18 mmHgへ，肺血管抵抗値は15.7 Wood単位から2.2 Wood単位と著明な改善を認めた．心臓MRIにおける右室容積も縮小し（RVEDVI 167.4 → 98.8 mL/m^2，RVESVI 121.7 → 58.3 mL/m^2），右室機能も改善を認めた（RVEF 27.3 → 41.0％）．また，拡張早期の心室中隔扁平化も改善した．

他施設からの文献報告では，PTPA施行前と施行数ヵ月後の心臓MRIを比較すると，RVEDVI，RVESVI，RVEF，RV mass Index，Septal inversion ratioなどの心臓MRIで得られる指標は右心カテーテルで得られる血行動態指標と相関して改善を認めると報告されている[2]．これに対して左心系のパラメータ（LVEDVI，LVESVI，LVEF）に関して有意な変化は認められていない．PEA後の心臓MRIに関する報告でも右心機能については改善するものの，左心機能に関しては一致した見解がなく[3,4]，今後さらなる検討が待たれる．

4 PTPAにおける心臓MRIの今後

PTPA施行症例での心臓MRIは報告が少なく，さらなる検討が必要である．心臓MRIの結果からPTPAの治療効果判定のみでなく，治療適応の決定や予後予測などが可能となることも期待され，今後の研究の発展が望まれる．

（仁科善雄，苅安俊哉，石黒晴久）

参考文献

1) Swift AJ, et al.：Diagnostic accuracy of cardiovascular magnetic resonance imaging of right ventricular morphology and function in the assessment of suspected pulmonary hypertension results from the ASPIRE registry. J Cardiovasc Magn Reson. 14：40, 2012.
2) Fukui S, et al.：Right ventricular reverse remodeling after balloon pulmonary angioplasty. Eur Respir J. 43：1394-1402, 2014.
3) Iino M, et al.：Time course of reversed cardiac remodeling after pulmonary endarterectomy in patients with chronic pulmonary thromboembolism. Eur Radiol. 18：792-799, 2008.
4) Reesink HJ, et al.：Reverse right ventricular remodeling after pulmonary endarterectomy in patients with chronic thromboembolic pulmonary hypertension：utility of magnetic resonance imaging to demonstrate restoration of the right ventricle. J Thorac Cardiovasc Surg. 133：58-64, 2007.

6 PTPA治療前後の右室機能の変化
―心エコー―

1 CTEPHにおける右心機能障害

　肺動脈が器質化した血栓により閉塞し，肺血流分布ならびに肺循環動態の異常が6ヵ月以上にわたって固定している病態である慢性肺血栓塞栓症において，平均肺動脈圧が25 mmHg以上の肺高血圧を合併している例がCTEPHである．CTEPHは肺高血圧症臨床分類の第4群であるが，その病態は肺動脈性肺高血圧症と同様に，右心系の圧負荷により右心機能障害を生じ，右心不全を生じる疾患である．右心不全の重症度は，肺高血圧症の予後規定因子である．心エコー検査は，推定肺動脈圧の測定による肺高血圧症の早期診断とともに，右心機能を評価することにより右心不全の重症度の判断を行うのに有用である．特に重症右心不全を合併した肺高血圧症例では，低心拍出状態となり推定肺動脈圧は低下するため，推定肺動脈圧だけでは肺高血圧症の右心不全の重症度を評価するのは困難である．そのため，肺高血圧症の重症度の評価には，肺動脈圧だけなく右心機能をともに評価することが重要である．

　CTEPHの治療法としては，中枢性の肺動脈血栓塞栓の症例にはPEAが施行されているが，近年，末梢性の多発性肺動脈血栓塞栓には，カテーテルを用いたPTPAによる治療が行われている．これらの治療により，肺血管抵抗，肺動脈圧は低下し，右心負荷が減少することにより右心機能障害は可逆性に改善し，右心不全も改善する．そのため，心エコーによる右心機能評価は，これらの治療効果を判定するのに有用である．

2 心エコーによる右心機能評価

a 右室面積変化率（% RVFAC）

　右室面積変化率 % right ventricular fractional area change（% RVFAC）は，断層心エコー図の心尖部四腔断層像で，左室拡張末期面積（RVEDA）および左室収縮末期面積（RVESA）を計測し，（RVEDA-RVESA）/RVEDA × 100%で求められる右室収縮機能の指標の1つである．右室は左室と異なり，その特異的な形態のため，2次元心エコーでは右室駆出率（RVEF）は正確に計測できず，その代わりの指標として% RVFACを用いる．肺高血圧症では，RVEDAが拡大し，右心機能障害が進行するとRVESAも拡大し，% RVFACは低下する．米国心エコー学会 American society of echocardiography

（ASE）のガイドラインでは，正常値は 49（35～63）%で，% RVFAC＜35%は右室収縮機能低下と考えられる．

b | TAPSE

tricuspid annular plane systolic excursion（TAPSE）は，三尖弁輪収縮期移動距離であり，M-モードエコーで最も簡便に定量的に右室収縮能を評価する指標であり，肺高血圧の予後規定因子の一つとして用いられている．ただし，この計測値は角度・容量依存性であることに注意しなければならない．正常範囲は 1.6～3.0 cm で，TAPSE＜1.6 cm は右室機能障害の指標であり，ESC/ERS ガイドラインでは，TAPSE＜1.5 cm は肺高血圧の予後不良因子とされている．

c | 3 次元右室駆出率（3D-RVEF）

3D-RVEF は，右室の形態的特徴より 2D 心エコーよりの計測では正確に求められず，3D 心エコーによる計測が推奨され，3D 心エコー RVEF 用のソフトウェア（4D Real View 5.0®，TomTec 社，ミュンヘン，独国）により算出される．3D 心エコーは，より正確に右室容積が計測できる方法であり，MRI の右室容積と良好な相関関係を示すといわれている．3D 心エコーにより求めた正常右室拡張末期容積（3D-RVEDV）は 70.0±13.9（42.2～97.8）mL/m^2，正常右室収縮張末期容積（3D-RVESV）は 33.4±10.3（12.8～54.0）mL/m^2，正常右室駆出率（3D-RVEF）は 52.6±9.9（32.8～62.5）%である．ASE ガイドラインによる 3D-RVEF の正常値は 57%（44～69%）で，3D RVEF＜44%は右室収縮能低下と考えられる．

d | 2D speckle tracking imaging 法による右室 strain および strain rate

近年，右室心筋機能を評価する指標として 2D speckle tracking imaging 法による右室 strain および strain rate が用いられている．2D speckle tracking imaging 法による strain と strain rate は，心筋内の微小な斑点の移動距離と移動速度を自動計測し求められ，右室局所心筋機能を詳細に定量的に評価できる方法である．右室心筋の評価には，主に心尖部断層像を用いた longitudinal strain が用いられている．肺高血圧症では，右室自由壁心筋の peak longitudinal strain 値の減少と，peak strain に達する時間（time to peak strain）が左室や心室中隔心筋より遅延する右室の同期不全（dyssynchrony）の所見が認められる．そして，この peak strain 値の減少と time to peak strain の遅延は，肺高血圧症が重症になるとともにさらに増悪する．また，strain 値を微分して求めた収縮期 peak strain rate 値も重症になるとともに減少する．右室自由壁心筋の 2D speckle tracking imaging 法の longitudinal strain の正常値は－29（－20～－38）%であり，右室機能障害では 20%以下となる．また，peak strain rate 値は－1.54（－0.85～－2.23）s^{-1} が正常で，0.85 s^{-1} 以下で右室心筋収縮障害を推測される．

3 PTPAによるCTEPHの右心機能改善

　著者らの施設では，PTPA施行前とPTPA施行3～6ヵ月後の慢性期に，右心カテーテルとともに心エコーを施行し，右心機能改善について検討している（図1）．PTPA開始後からの連続40症例において，右心カテーテルと心エコー所見を検討した．PTPA前後で，右心カテーテル所見では，平均肺動脈圧は42.2から28.6 mmHgまで低下し，肺血管抵抗は10.9から5 Wood単位まで改善し，心係数は2.28から3.14 L/mL/m^{2}まで上昇した（図2）．それとともに，心エコー所見では，％RVFACは36.4±8.4％から40.8±10.2％に上昇し，TAPSEは18.9～21.1まで改善した．また，3D-RVEDVIは84.5から64.5 mL/m^{2}まで縮小し，3D-RVEFは35.2から50.3％に改善した（図3）．さらに2D speckle tracking imaging法によるRV longitudinal strainは−15.9±7.5から−22.9±5.9％，RV longitudinal strain rateは−1.0±0.4から−1.4±0.3 s^{-1}に改善を認めた（図4）．いずれの症例においても，PTPA施行後に肺動脈圧，肺血管抵抗は低下するとともに，右心機能の指標はすべて改善傾向を認め，CTEPHの肺高血圧による右心機能障害は可逆性に改善することが判明した．PTPA前後の右心機能を心エコーで非侵襲的に評価することは，PTPAの効果を判定するのに有用であった．

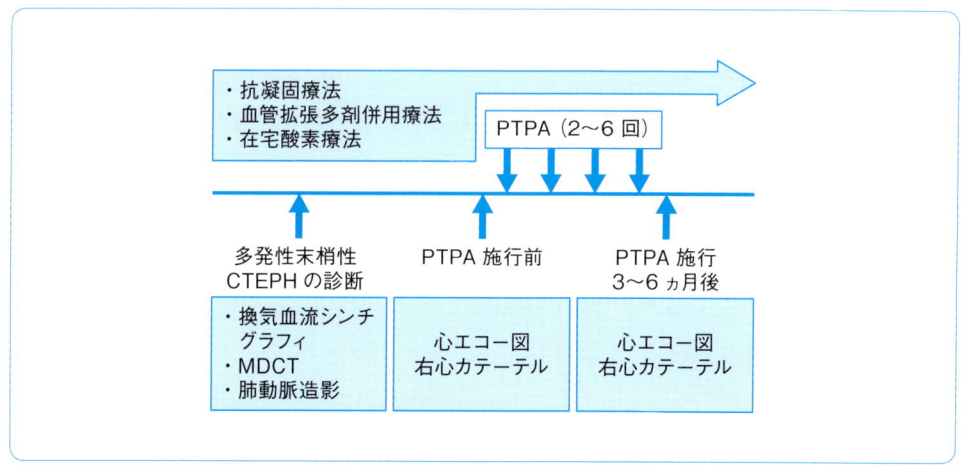

図1　CTEPH治療と心エコー検査
CTEPHの症例では，肺動脈造影や換気血流シンチグラフィなどで，末梢性のCTEPHの診断を行い，抗凝固療法，血管拡張薬などの薬物療法，在宅酸素療法などで肺高血圧の治療を行う．そして，PTPAを施行する．PTPAは，多発性の血管病変のため数回に分けて施行される．PTPA施行後の右心機能は，PTPA直後から3～6ヵ月後の慢性期により改善が認められるため，心エコーによる右心機能評価はPTPA施行から3～6ヵ月後の慢性期に行う．

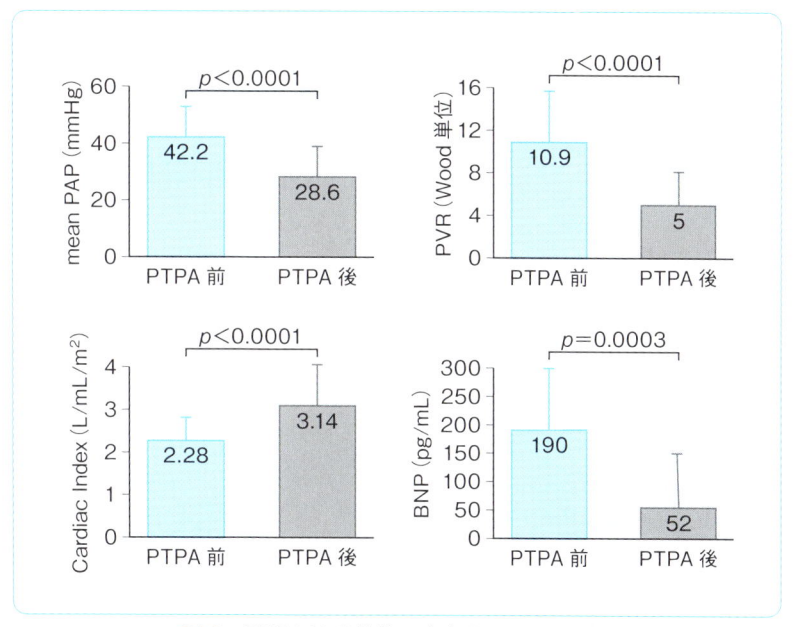

図 2　PTPA 治療前後の右心カテーテル所見

著者らの施設で PTPA を開始後の連続 40 症例の右心カテーテル所見と BNP 値である．PTPA 前後で，平均肺動脈圧は 42.2 から 28.6 mmHg まで低下し，肺血管抵抗は 10.9 から 5 Wood 単位まで改善し，心係数は 2.28 から 3.14 L/mL/m^2 まで上昇した．BNP は，190 から 52 pg/mL まで改善した．

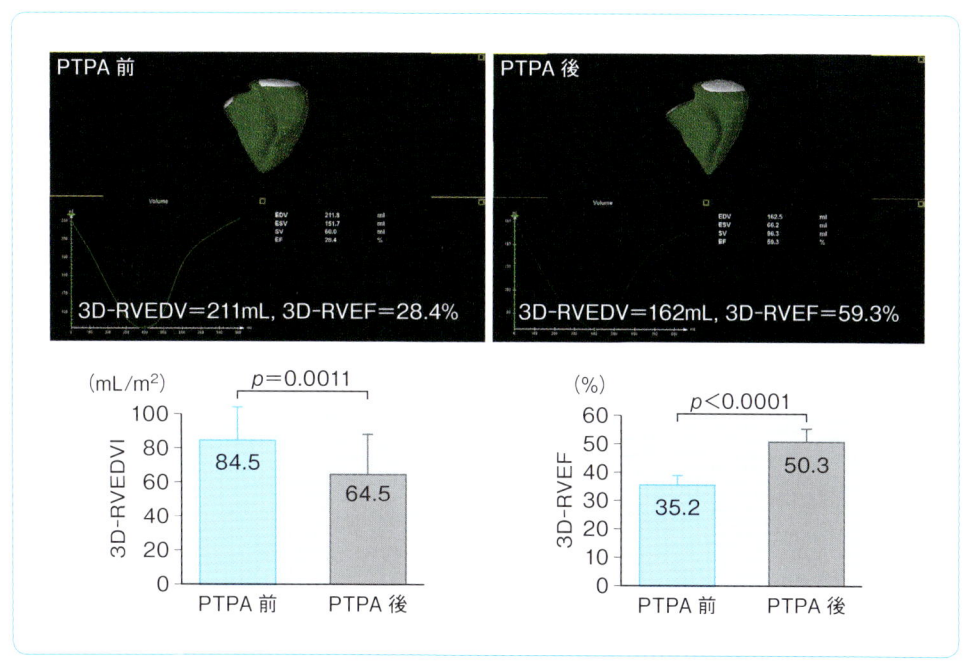

図 3　PTPA による 3D-RVEDVI と 3D-RVEF 改善

著者らの施設で PTPA を開始後の 40 症例の 3D-心エコーの所見である．3D-RVEDVI は 84.5 から 64.5 mL/m^2 まで縮小し，3D-RVEF は 35.2% から 50.3% に改善にした．

145

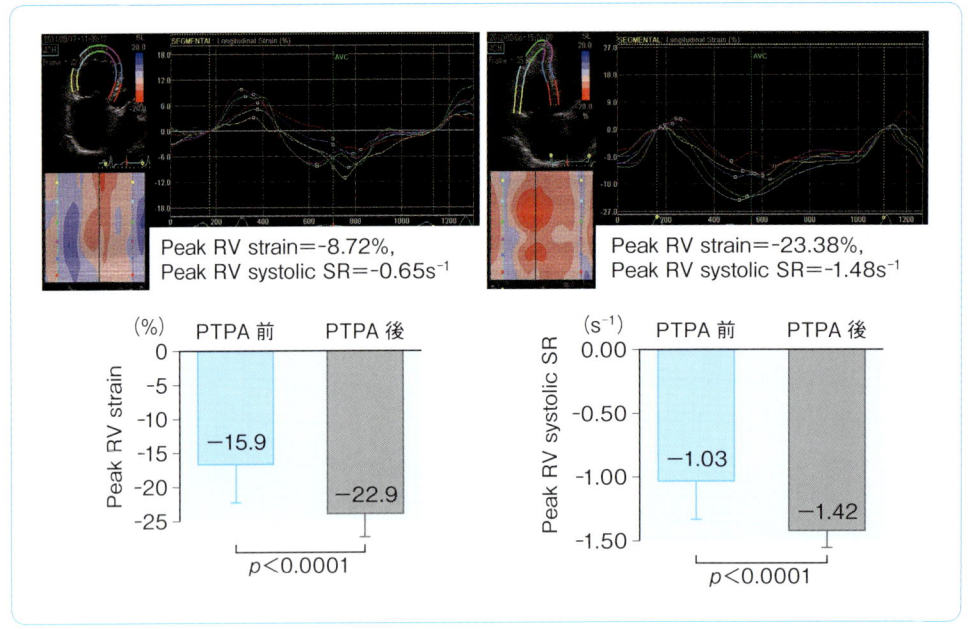

図4 PTPAによるRV longitudinal strainとRV longitudinal strain rateの改善
著者らの施設でPTPAを開始後の40症例の2D speckle tracking imaging法によるRV longitudinal strainは−15.9±−7.5から−22.9±−5.9%, RV longitudinal strain rateは−1.0±0.4から−1.4±0.3 s^{-1}に改善を認めた.

(坂田好美)

参考文献

1) 循環器病の診断と治療に関するガイドライン（2011年度合同研究班報告）. 肺高血圧症治療ガイドライン（2012年改訂版）Guidelines for Treatment of Pulmonary Hypertension (JCS2012).

2) Guidelines for the diagnosis and treatment of pulmonary hypertension : The Task Force for the Diagnosis and Treatment of Pulmonary Hypertension of the European Society of Cardiology (ESC) and the European Respiratory Society (ERS), endorsed by the International Society of Heart and Lung Transplantation (ISHLT). Eur Heart J. 30 : 2493-2537, 2009.

3) Rudski LG, et al. : Guidelines for the Echocardiographic Assessment of the Right Heart in Adults : A Report from the American Society of Echocardiography. Endorsed by the European Association of Echocardiography, a registered branch of the European Society of Cardiology, and the Canadian Society of Echocardiography. J Am Soc Echocardiogr. 23 : 685-713, 2010.

4) Lang RM, et al. : Recommendations for Chamber Quantification : A Report from the American Society of Echocardiography's Guidelines and Standards Committee and the Chamber Quantification Writing Group, Developed in Conjunction with the European Association of Echocardiography, a Branch of the European Society of Cardiology. J Am Soc Echocardiogr. 18 : 1440-1463, 2005.

あとがき ― 今後の展望 ―

　肺動脈形成術は，手術や薬物療法に引き続き，CTEPH に対する新しい治療法として，これらの治療に不適な患者を対象として開始された．筆者も多くの CTEPH 患者を診療し，予後不良例に手術を勧めてきたが，手術非適応患者には苦労していた．カテーテル治療が盛んな日本では，この疾患に対してもカテーテル治療が有効と報告され，それを参考に 2008 年から慶應義塾大学病院にて林田健太郎先生や本書編集者の片岡雅晴先生らとともに肺動脈形成術を開始し，私が 2009 年から杏林大学へ移動後は当院でも開始した．2009 年には岡山医療センターの松原広己先生が多数の施行例を日本循環器学会総会で発表され，その後も教わることが多かった．2010 年よりは東北大学の福本義弘先生（現 久留米大学）の企画で内輪の研究会が発足し，活発な情報交換をして我々も施行例を増やしていった．福本先生の功績も大きい．

　その後の本治療法の当院における発展をこの本に集約したが，現在，効果的な施行方法，合併症の回避法はほぼ達成されており，今後の展望に触れてみたい．まず施行時間の短縮が挙げられる．筆者らは大腿静脈を主なアクセス部位とし，内頸静脈からのアクセスと比較すると，術者の放射線曝露量が少ない，患者が感じる穿刺部の痛みが少ないなどの利点もあるが，一般にカテーテル操作にはより時間が掛かる傾向がある．施行時間の短縮のため，治療対象血管の内腔の情報を，CT や CT 仕様の肺動脈造影などで事前に詳細に解析できるようになれば有利である．2 番目の展望として，この有用な治療法を日本中および世界に広げてゆきたい．この本もそのために執筆されたが，この技術を日本，世界中に定着させることは，この疾患の治療に多大の恩恵を与えるであろう．3 番目には，中枢病変に対しても病変部末梢圧を測定して安全に肺動脈形成術を施行できるが，完全閉塞病変は肺動脈形成術のアキレス腱であり，気管支動脈造影を用いて閉塞末梢の情報を得るなどによって治療を工夫すれば，治療対象がさらに広がるであろう．第 4 に，肺動脈形成術によって改善してゆく病態を観察することによって，手術と違い非侵襲的に治療されるため，CTEPH の進展過程を検討でき，当疾患の原因にも迫れる可能性がある．このような観点でも研究を続ける意義があるであろう．

　肺動脈形成術の主要な問題点はほぼ克服され，今後は，残された問題点を解決して治療適応を広げ，施行法を普及させてさらに多くの患者に恩恵を与えることが必要である．そして，第 4 の展望として述べたように，この治療法により改善してゆく患者の病態の観察により，CTEPH の病因が解明されれば，肺動脈形成術も不要になるかもしれない．

2015 年 6 月

杏林大学医学部内科学（Ⅱ）　教授
佐藤　徹

INDEX

ページ数の太字は主要解説箇所を示す．

日本語索引

あ

圧モニター　91
アンギオバーマンカテーテル　15
安静時平均肺動脈圧　15

い

インフォームド・コンセント　109

う

右室 strain　145
右室収縮期圧　129
右室肥大　6
右室面積変化率　142
右室容積測定　138
右心カテーテル　3, 91
右心機能障害　144
右心不全　4, 81, 85, 113, 128, 142
　――入院率　126
右肺動脈区域枝　46

え

エコーガイド法　40
エポプロステノール　82
エルゴメータ　91
エンゲージ　44
エンドセリン受容体拮抗薬　123, 128

か

咳嗽　73
ガイディングカテーテル　43, 50
ガイドワイヤー　43, 49

仮性動脈瘤　36
下大静脈フィルター　38, 113
喀血　73
活性化全凝固時間　79
カテコラミン　35, 81
カテーテル関連感染症　132
可溶性グアニル酸シクラーゼ刺激薬　123
換気血流ミスマッチ　14
換気量　91
間質性肺炎　22
鑑別診断，肺換気血流シンチグラフィによる　28

き

気管内挿管　73
器質化血栓病変　15, **51**
急性肺血栓塞栓症　64
凝固系異常　10
強心薬　3
胸部 CT 画像，肺水腫分類による　68
胸部 X 線，肺水腫分類による　68

く

クリニカルパス　36

け

経鼻カヌラ　114
経皮的冠動脈インターベンション　43, 102
経皮的人工心肺装置　54
経皮的肺動脈形成術　**2**
血管外漏出　79
血管拡張薬　108
血管合併症　73
血管撮影装置　98
血管穿孔　54

血管損傷　132
血管内超音波　101
血管変性　86
血行動態　125, 130, 135
血色素量　69
血清クレアチニン値　87
血痰　73
血流欠損区域　54
嫌気性代謝閾値　92

こ

コイル塞栓　77, 78
抗凝固療法　35
高流量酸素　132
呼気ガスモニター　91
呼気終末陽圧　84
呼吸困難感　136
混合静脈血酸素飽和度　129
混合性呼吸障害　108
コーンビームCT　97, 99

さ

再灌流性肺障害　62, 73
再灌流性肺水腫　30, 66, **82**, 132
再血行再建必要率　126
在宅酸素療法　3, 31, 51
サイトカイン　83
左室拡張障害　90
左肺動脈区域枝　48
3次元右室駆出率　143
三尖弁逆流量　85
三尖弁輪収縮期移動距離　143
酸素化　83
酸素摂取量　91
酸素投与量　114
酸素飽和度測定　91

し

止血処置　80
自己免疫疾患　24
シース挿入　38
重症CTEPH　113
重症右心不全　113
手術適応外　108
術後管理　81
術後再発性肺高血圧　134
術後残存性肺高血圧　136, 137
術前準備　34
心エコー　3, 142
腎機能障害　85
心機能評価項目，心臓MRIによる　139
心係数　69, 114
人工呼吸器管理　54, 83, 132
新鮮血栓　64
心臓MRI　138
診断フローチャート，CTEPHの　14
心電図モニター　91
心肺運動負荷試験　89, 90
心拍出量　16
深部静脈血栓症　38

す

推定糸球体濾過量　69
スティフワイヤー　50
ステントグラフト　77, 79
スワンガンツカテーテル　81

せ

舌区枝　48
セッションエンドポイント　67
ゼラチンスポンジ　79
線維性縦隔炎　27
穿刺アプローチ部位　38
選択的造影，左肺動脈区域枝の　47

INDEX

選択的造影，右肺動脈区域枝の　45
選択的肺動脈拡張薬　113
選択的肺動脈造影　15
先天性肺血管異常　27

そ

造影剤　17
　──使用量　86
　──腎症　86, 132
造影所見　51
総肺血管抵抗　3
総ビリルビン　114

た

体外式膜型人工肺　84
大腿静脈アプローチ　15, 39
高安動脈炎（大動脈炎症候群）　24
多臓器障害　128
多断面再構成画像　98
短期効果，PTPA の　118

ち

中枢性 CTEPH　108
中枢性病変　108
長期効果，PTPA の　118
治療介入時期，PTPA の　30
治療血管数　69
陳旧性肺結核　22

て

低酸素血症　30, 54, 73
デジタルサブトラクション血管造影法　17

と

透視時間　86
動脈圧　91
動脈血ガス　92
動脈血酸素分圧　114

特発性肺動脈性肺高血圧症　5
ドブタミン　81
トラッピング法　59
トラブルシューティング，血管合併症に対する　73

な

内頚静脈アプローチ　15, **39**

に

二酸化炭素排出量　91
入院後処置　35
入院時検査　34
尿酸　114

ね

熱希釈法　16

の

脳神経障害　134

は

肺換気血流シンチグラフィ　14, 22
肺血管造影分類　**56**, 60
肺血管抵抗　16, 69, 114, 123, 129
肺血流シンチグラフィ　2
　──，血流欠損区域の　54
肺高血圧症　2, 4
　──治療薬　86
肺出血　30, 54
肺静脈閉塞症　5
肺水腫　62, 68
　──の重症度分類　67
肺水腫予測点数化指標　62, 66, **69**
肺動脈 3D イメージ構築　96
肺動脈圧　114
肺動脈解離　78
肺動脈亜区域枝　20

150

日本語索引

肺動脈区域枝　20, 44
肺動脈区域枝ナンバリング　14
　──の解剖学的シェーマ　18
肺動脈楔入圧　15, 114, 129
肺動脈性肺高血圧症　4
肺動脈穿孔　74
肺動脈造影　3, 5, 14
肺動脈損傷　30, 73, 74
肺動脈内膜摘除術　11, 123, 136
肺動脈肉腫　26
肺動脈の解剖学的構造　19
肺動脈破裂　54, 76, 77
肺動脈末梢圧　66
ハイドレーション　81
バルーン過拡張　76
バルーン拡張　64

ひ

光干渉断層映像　101
非侵襲的陽圧換気療法　83
ピッグテイルカテーテル　15
被曝線量　51
標的の血管　138
病変遠位部圧モニタリング　62
病変形態分類，造影所見による　51

ふ

フラットパネル検出器　97
プレッシャーワイヤー　**59**, 62, 66
プロスタグランジン製剤　123
プロスタサイクリン　129
フロッピーワイヤー　49

へ

平均右房圧　69, 114, 131
平均肺動脈圧　3, 69, 85, 123, 129
壁運動　141
ヘパリン　86

ほ

放射線量　86
蜂巣状構造　103
ホスホジエステラーゼ-5阻害薬　129
ポリマーワイヤー　49

ま

マイクロカテーテル　49, 109
末梢型 CTEPH　113, 128
末梢性肺動脈狭窄症　25
末梢穿孔　50
慢性完全閉塞　49
慢性血栓塞栓性肺高血圧症　2

も

モヤモヤ病　25

や

薬物治療　30, 123

り

リオシグアト　12, 30, 123
リザーバーマスク　114
利尿薬　3
リモデリング　85

れ

レンコン（蓮根）状構造　103

ろ

労作時呼吸苦　108
ローテーショナル肺動脈造影　96
6分間歩行距離　12, 126, 129
ロングコイルシース　39, 40
ロングシース　43

INDEX

わ

ワルファリン　86, 113, 123

外国語索引

A

abrupt narrowing　17, 52
activated clotting time（ACT）　79
acute on chronic　8
anerobic threshold（AT）　92
APTT　86

B

balloon sealing　74, 76, 79
BNP 値　69, 126, 130

C

C アーム装置　97
cardiopulmonary exercise testing（CPX）　90
chronic thromboembolic pulmonary hypertension（CTEPH）　**2**
　——の疫学　2
　——の鑑別疾患　22
　——の胸部 X 線　6
　——の症状　5
　——の診断　3
　——の心電図所見　7
　——の治療アルゴリズム　32
　——の病態　2
　——の病変形態分類　52
chronic total occlusion（CTO）　49
cine MRI　141
complete obstruction　17
CT like image　98

D

diastolic pulmonary vascular gradient（DPG）　93

E

Eisenmenger 症候群　5
extracorporeal membrane oxygenation（ECMO）　84

F

Fick 法　16, 93

H

high perfusion injury　75
honeycomb like structure　103

I

intimal irregularities　17, 52
intravascular ultrasound（IVUS）　101

J

Jamieson 分類　135
Judkins 型　43

K

Kaplan-Meier 曲線　125, 127

L

lotus-root like structure　103

M

micro channel　53
mPAP-CO slope　89
multi-planar reconstruction（MPR）　98
multipurpose 型　43

N

New York Heart Association(NYHA)分類
　　　　　　　　　　　　113, 126, 138
noninvasive positive pressure ventilation
　(NPPV)　83

O

oozing rapture　76
optical coherence tomography(OCT)　101

P

PEA 術後残存肺高血圧　134
PEA の適応基準　31
percutaneous transluminal pulmonary
　angioplasty(PTPA)　**2**
　――の施行回数　85
　――の適応基準　31
peripheral pulmonary artery stenosis(PPS)　25
positive end-expiratory pressure(PEEP)　84
pouch defects　17, 52
pressure ratio　60
pressure wire　59
pulmonary arterial injury(PAI)　73
pulmonary arterial sarcoma　26
pulmonary artery wedge pressure(PAWP)　15
pulmonary edema predictive scoring index
　(PEPSI)　62, **69**
pulmonary endarterectomy(PEA)　11
pulmonary flow grade(PFG)　**56**, 61
pulmonary venoocclusive disease(PVOD)　5

R

Ramp プロトコール　92
rapid exchange 型　65
RV longitudinal strain　146

S

small vessel disease　86
strain rate　145, 148

T

tapered ワイヤー　50
TIMI 分類　58
total pulmonary resistance(TPR)　3
transpulmonary gradient(TPG)　93
tricuspid annular plane systolic excursion
　(TAPSE)　143

W

webs & bands　17, 52
working view　45

肺動脈形成術 PTPA/BPA 実践ガイド　Ⓒ 2015

定価（本体 4,500 円＋税）

2015 年 8 月 1 日　1 版 1 刷

監修者　佐藤　徹
　　　　吉野　秀朗

編　者　片岡　雅晴

発行者　株式会社　南山堂

　　　　代表者　鈴木　肇

〒113-0034　東京都文京区湯島 4 丁目 1-11
TEL 編集(03)5689-7850・営業(03)5689-7855
振替口座　00110-5-6338

ISBN 978-4-525-24181-0　　Printed in Japan

本書を無断で複写複製することは，著作者および出版社の権利の侵害となります．

JCOPY ＜(社)出版者著作権管理機構　委託出版物＞
本書の無断複写は著作権法上での例外を除き禁じられています．複写される場合は，そのつど事前に，(社)出版者著作権管理機構（電話 03-3513-6969, FAX 03-3513-6979, e-mail: info@jcopy.or.jp）の許諾を得てください．

スキャン，デジタルデータ化などの複製行為を無断で行うことは，著作権法上での限られた例外（私的使用のための複製など）を除き禁じられています．業務目的での複製行為は使用範囲が内部的であっても違法となり，また私的使用のためであっても代行業者等の第三者に依頼して複製行為を行うことは違法となります．